MPT & ATD PA
Matching Person and Technology Model (MPT-Modell)
und
Assistive Technology Device Predisposition Assessment (ATD PA)

Ein klientenzentrierter Wegweiser für
die Hilfsmittelberatung und -versorgung in Deutschland

Natalie Bruckmann | Anika Cordes | Lydia Ly Cam |
Sonja Paland | Janna Schlegel | Julia Signoroni

herausgegeben von

Ulrike Marotzki | Christiane Mentrup | Peter Weber

gefördert durch

DEUTSCHER VERBAND DER
ERGOTHERAPEUTEN E.V.

Die Autorinnen

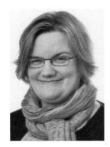

Natalie Bruckmann
Ergotherapeutin BC of Health in Occupational Therapy/NL
Selbstständig in eigener Praxis für Ergotherapie in Bocholt mit den Schwerpunkten Pädiatrie, Neurologie und Handtherapie

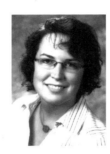

Sonja Paland
Ergotherapeutin BC of Health in Occupational Therapy/NL
Tätigkeit im Fachbereich Geriatrie und Gerontopsychiatrie im CMS Pflegewohnstift Laurensberg. Teamerin für Integrative Validation nach Nicole Richard

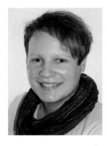

Anika Cordes (geb. Erdmann)
Ergotherapeutin BC of Health in Occupational Therapy/NL
Leitung der Ergotherapieabteilung (Neurologie und Geriatrie) im MEDIAN Reha-Zentrum Gyhum, Dozentin und Referentin im Fachbereich Ergotherapie, Koordinatorin der Nationalen Forschungs-Arbeitsgemeinschaft (NaFAG) Hilfsmittelversorgung

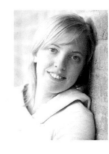

Janna Schlegel
Ergotherapeutin BC of Health in Occupational Therapy/NL
Tätigkeit im Neurologischen Zentrum Bad Segeberg mit diversen neurologischen Krankheitsbildern der Reha-Phasen C* und D*, stationsverantwortliche Ergotherapeutin auf einer Schwerpunktstation für MS

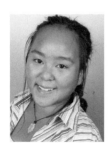

Lydia Ly Cam
Ergotherapeutin BC of Health in Occupational Therapy/NL
Staatlich geprüfte Erste-Hilfe-Ausbilderin und Sehtesterin, Fachliche Leitung der Ergotherapie in einer Gemeinschaftspraxis für Logopädie und Ergotherapie in Oberhausen mit den Schwerpunkten Pädiatrie und Neurologie, Referentin im Fachbereich Ergotherapie

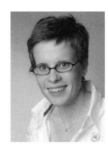

Julia Signoroni
Ergotherapeutin BC of Health in Occupational Therapy/NL
Tätigkeit im Triamedis Gesundheitszentrum Frankfurt am Main mit den Schwerpunkten Pädiatrie und Neurologie

E-Mail-Kontakt über: atdpa-d@gmx.de

MPT & ATD PA

Matching Person and Technology Model (MPT-Modell)
und
Assistive Technology Device Predisposition Assessment (ATD PA)

Ein klientenzentrierter Wegweiser für
die Hilfsmittelberatung und -versorgung in Deutschland

Natalie Bruckmann | Anika Cordes | Lydia Ly Cam |
Sonja Paland | Janna Schlegel | Julia Signoroni

Bibliografische Information der Deutschen Nationalbibliothek

Die Deutsche Nationalbibliothek verzeichnet diese Publikation in der Deutschen Nationalbibliografie; detaillierte bibliografische Daten sind im Internet über http://dnb.d-nb.de abrufbar.

Besuchen Sie uns im Internet: www.schulz-kirchner.de

1. Auflage 2015
ISBN 978-3-8248-1185-4
Alle Rechte vorbehalten
© Schulz-Kirchner Verlag GmbH, 2015
Mollweg 2, D-65510 Idstein
Vertretungsberechtigte Geschäftsführer: Dr. Ullrich Schulz-Kirchner, Nicole Haberkamm
Fachlektorat: Reinhild Ferber
Lektorat: Doris Zimmermann
Layout: Susanne Koch
Titelfoto links: © Robert Kneschke – fotolia.com/ Titelfoto rechts: © Alexander Raths – fotolia.com
Druck und Bindung: medienHaus Plump, Rolandsecker Weg 33, 53619 Rheinbreitbach
Printed in Germany

Originalausgabe © MPT Original Manual (CD-ROM), M.J. Scherer, 2003, rev. 2007
Reproduced by permission of Taylor & Francis Group, LLC, a division of Informa plc.

Die Informationen in diesem Buch sind von den HerausgeberInnen und dem Verlag sorgfältig erwogen und geprüft, dennoch kann eine Garantie nicht übernommen werden. Eine Haftung der HerausgeberInnen bzw. des Verlages und seiner Beauftragten für Personen-, Sach- und Vermögensschäden ist ausgeschlossen.

Inhalt

Vorwort der Herausgeber 7

Geleitwort von Marcia J. Scherer 9

Informationen zu Marcia J. Scherer 10

Vorwort der Autorinnen 11

Einleitung 13

1 Hilfsmittelversorgung 15
1.1 Hilfsmittelversorgung in Deutschland 15
1.2 Forschungsstand 16
1.3 Hilfsmitteldefinition 17
1.4 Nichtnutzung von Hilfsmitteln 18
1.5 Modell und Assessment für die Hilfsmittelversorgung 19
1.6 Relevanz der Hilfsmittelberatung 19

2 Matching Person und Technology Model (MPT) 20
2.1 Grundannahmen des MPT-Modells 20
2.2 Ziele des MPT-Modells 22
2.3 Anwendung des MPT-Modells 22
2.4 Zugehörige Assessments 23
2.5 Aufbau des MPT-Prozessmodells 23
2.5.1 Schritt 1: Erstes Arbeitsblatt (Initial Worksheet) 24
2.5.2 Schritt 2: Geschichte des Hilfsmittelgebrauchs (History of Support Use) 24
2.5.3 Schritt 3: Spezifische Übereinstimmung (Specific Technology Matching) 25
2.5.4 Schritt 4: Vertiefende Befunderhebung 25
2.5.5 Schritt 5: Zielsetzung/-planung und Umsetzung der Therapieziele 25
2.5.6 Schritt 6: Dokumentation 25
2.5.7 Schritt 7: Evaluation 25
2.6 MPT-Modell und die ICF 28
2.7 Praktischer Einsatz des MPT-Modells 28

3 Assistive Technology Device Predisposition Assessment (ATD PA) 29
3.1 Vorstellung des ATD PA am amerikanischen Original 29
3.2 Aufbau des ATD PA 30
3.2.1 Formulare für den Klienten 30
3.2.2 Formulare für die Fachkraft 31
3.2.3 Formulare zur Evaluation der Veränderungen innerhalb des Hilfsmittelprozesses 31
3.3 Vom amerikanischen Original zum deutschen ATD PA 31

4 ATD PA – Nutzung in Deutschland 33
4.1 Aufbau des deutschen ATD PA 33
4.1.1 Formular 1: Fähigkeitenanalyse – Abschnitt A 34
4.1.2 Formular 2: Zufriedenheitsanalyse – Abschnitt B 35
4.1.3 Formular 3: Selbsteinschätzung – Abschnitt C 35
4.1.4 Formular 4: Vergleich von Hilfsmitteln und Ermittlung der Gründe für
 mögliche Nichtnutzung 36

4.1.5	Formular 5: Hilfsmittelnutzung: Förderfaktoren und Barrieren	36
4.1.6	Formular 6: Vergleich der Anforderungen und der persönlichen Ressourcen	37
4.1.7	Formular 7: Einflüsse auf das Zusammenspiel von Person, Hilfsmittel und Hilfsmittelnutzung	38
4.1.8	Formular 8: Allgemeine Empfehlungen	38
4.1.9	Kontaktformular	39
4.2	Adaptionen für die Nutzung in Deutschland	40

5	**Fallbeispiel „Frau Müller"**	**42**
5.1	Vorstellung der Klientin	42
5.2	Wie würde das MPT-Modell Frau Müller betrachten?	43
5.2.1	MPT-Prozess – Schritt 3: Spezifische Übereinstimmung	45
5.2.1.1	ATD PA Formular 1 – Fähigkeitenanalyse	45
5.2.1.2	ATD PA Formular 2 – Zufriedenheitsanalyse	46
5.2.1.3	ATD PA Formular 3 – Selbsteinschätzung	47
5.2.1.4	ATD PA Formular 4 – Vergleich von Hilfsmitteln und Ermittlung der Gründe für mögliche Nichtnutzung	47
5.2.1.5	ATD PA Formular 5 – Hilfsmittelnutzung: Förderfaktoren und Barrieren	49
5.2.1.6	ATD PA Formular 6 – Vergleich der Anforderungen und der persönlichen Ressourcen	49
5.2.1.7	ATD PA Formular 7 – Einflüsse auf das Zusammenspiel von Person, Hilfsmittel und Hilfsmittelnutzung	50
5.2.1.8	ATD PA Kontaktformular	50
5.2.2	MPT-Prozess – Schritt 4	51
5.2.3	MPT-Prozess – Schritt 5	51
5.2.4	MPT-Prozess – Schritt 6	51
5.2.4.1	ATD PA Formular 8 – Allgemeine Empfehlungen	51
5.2.5	MPT-Prozess – Schritt 7	51

6	**Forschung und Wirksamkeit**	**52**

7	**Ausblick auf die Weiterentwicklung von Modell und Assessment**	**54**

Glossar	55

Literaturverzeichnis	58

Abbildungsverzeichnis	61

Tabellenverzeichnis	62

Abkürzungsverzeichnis	63

Anhang

ATD PA Formulare dargestellt am Fallbeispiel Frau Müller	65
ATD PA Formulare	75

Vorwort der Herausgeber

Die Assessmentreihe der EDITION VITA ACTIVA steht ergotherapeutischen Erhebungsinstrumenten offen, die den Anspruch haben, einen systematischen Entwicklungs-, Erprobungs- und Validierungsprozess zu durchlaufen und sich der Fachkritik zu stellen. In dieser Reihe erscheinen erstens Assessments aus dem englischsprachigen Bereich. Zweitens werden in diese Reihe auch deutschsprachige Erhebungsinstrumente aufgenommen, die den oben genannten Ansprüchen entsprechen.

Englischsprachige Assessments stoßen auf eine große Resonanz in der deutschen Ergotherapie, da sie aus einer klientenzentrierten Perspektive einen besonderen Bezug zu den Alltagsbetätigungen der Klienten herstellen und damit die Relevanz des ergotherapeutischen Ansatzes für Therapie und Rehabilitation besonders deutlich machen. Mit den englischsprachigen Assessments verbindet sich die besondere Herausforderung der kultursensiblen Übersetzungen und der terminologischen Festlegung. Individuelle Ansprache und Alltagsbezug sind hochgradig in kulturelle Zusammenhänge eingebettet (Su & Parham, 2002). Hier die Bedeutungen adäquat zu übertragen, erfordert einen systematischen Prozess allmählicher Annäherung zwischen Ausgangs- und Zielkontext, der nicht von einer Person geleistet werden kann. Aus diesem Grunde wird die Übersetzung englischsprachiger Assessments in der EDITION VITA ACTIVA einer systematischen Überprüfung unterzogen.

Deutschsprachige Assessments bzw. Erhebungsinstrumente, die in VITA ACTIVA aufgenommen werden, integrieren ergotherapeutisches und interdisziplinäres Wissen, welches die jeweiligen Fachbereiche fundiert. Zudem repräsentieren sie häufig bewährte Arbeitsweisen und Prozessschritte aus der ergotherapeutischen Befunderhebung, z. B. Anamnese- und Reflexionsgespräche, Selbst- und Fremdbeobachtungen. Aufgenommene Neuentwicklungen sind von der klientenzentrierten Vorgehensweise und dem Anspruch, der Mehrdimensionalität des ergotherapeutischen Gegenstandes gerecht zu werden, motiviert.

Die in den Handbüchern beschriebenen systematischen Entwicklungsschritte und Studien verdeutlichen, dass es sich um Instrumente handelt, die das Versuch-und-Irrtum-Stadium hinter sich gelassen haben. VITA ACTIVA repräsentiert mit den in ihr erscheinenden Assessments und Befunderhebungsinstrumenten einen bestimmten Entwicklungsschritt im Professionalisierungsprozess ergotherapeutischer Praxis: die Einsicht in die Notwendigkeit terminologischer Standardisierung und sinngemäßer Überprüfung von und des kritischen Umgangs mit Erhebungsinstrumenten. Hiermit wird ein wichtiger Beitrag zur Qualitätssicherung ergotherapeutischer Maßnahmen erbracht. Nachfolgend werden Validierungsstudien der in dieser Reihe erschienenen Instrumente erforderlich sein. Erst gut validierte Instrumente, von denen es bisher noch zu wenige gibt, werden dazu beitragen, dass auch die deutschsprachige Ergotherapie bspw. im Rahmen größerer Forschungsprojekte ihren genuinen Beitrag zu Therapie-, Rehabilitations- und Präventionserfolgen evident nachweisen kann.

Die Herausgeber
Ulrike Marotzki, Christiane Mentrup, Peter Weber

Literatur:
Su, C.-T. B.; Parham, L. D. (2002). Case Report – Generating a valid questionnaire translation for cross-cultural use. American Journal of Occupational Therapy, 56, 581-585.

Geleitwort von Marcia J. Scherer

No matter where we live and work in the world, we in the broad field of rehabilitation have always prided ourselves on person-centered and individualized care and treatment. We have also placed emphasis on the interdisciplinary team and we value the broad spectrum of perspectives such a team allows.
This is especially needed when we are working to select an appropriate assistive support for a person that has the potential to change that person's functioning, comfort and appearance in both very positive and some potentially negative ways.

That is the purpose of the Matching Person and Technology Model and accompanying assessments: to help the interdisciplinary team understand the unique characteristics and preferences of the person they are working with so that the benefits realized from use of the selected support are maximized for any given individual and any negative impacts are minimized or eliminated. The authors of this book have taken this perspective and the Model and made it available in a fresh format and to a wider audience. Their dedication to person-centered rehabilitation is not only to be commended, but emulated.

Marcia J. Scherer
Webster, New York

Wir, die wir auf dem weiten Gebiet der Rehabilitation arbeiten, sind seit jeher stolz auf unsere klientenzentrierte und individuelle Behandlung und Pflege. Wir legen Wert auf ein interdisziplinäres Team, da wir die unterschiedlichen Perspektiven zu schätzen wissen, die ein solches Team einbringt.
Diese brauchen wir insbesondere, um für eine Person ein passendes Hilfsmittel auszuwählen, das es möglich macht, das Handeln, Wohlbefinden und Aussehen dieser Person sowohl sehr positiv als auch möglicherweise negativ zu beeinflussen.

Dies ist der Zweck des MPT-Modells und der zugehörigen Assessments: Es soll dem interdisziplinären Team dabei helfen, die einzigartigen Wesenszüge und Vorlieben der behandelten Person zu verstehen, damit die Person optimal von dem gewählten Hilfsmittel profitiert und möglichst wenig bis keine negativen Auswirkungen hat. Die Autorinnen dieses Buchs haben sich diese Perspektive und das Modell zunutze gemacht und es in einem neuen Format einem breiteren Zielpublikum bereitgestellt. Ihr Engagement für klientenzentrierte Rehabilitation ist nicht nur lobenswert, es ist uns allen ein Vorbild.

Marcia J. Scherer
Webster, New York

(ins Deutsche übersetzt von Angela Paland)

Informationen zu Marcia J. Scherer

Marcia J. Scherer, amerikanische Professorin und Entwicklerin des MPT-Modells (Matching Person and Technology Model), erwarb den Bachelor of Art & Sciences an der Syracuse University und den Master of Rehabilitation Counseling an der State University of New York in Buffalo. Sie ist „Associate Professor of Physical Medicine and Rehabilitation" der University of Rochester Medical Center (NY), an der sie selbst ihren Ph.D. of Counseling & Guidance (1986) und Master of Public Health (1986) absolvierte.
Sie leitet das „Institute for Matching Person and Technology" in Webster, New York.

Marcia J. Scherer ist Redakteurin der Fachzeitschrift „Disability & Rehabilitation". Sie ist außerdem Mitglied der „American Psychological Association in Rehabilitation Psychology" (APA), der „Applied Experimental and Engineering Psychology" sowie „Certified Rehabilitation Counselor" (CRC). Vom „American Board of Medical Psychotherapists" wurde sie zertifiziert. Weiterhin ist Marcia J. Scherer „Senior Research Associate" des „International Center for Hearing and Speech Research" (ein gemeinsames Programm der Universität von Rochester und des Nationalen Technischen Instituts für Gehörlose).

Marcia J. Scherer entwickelte das MPT-Modell und die dazugehörigen Assessments ab 1989 aus ihrer eigenen Forschungsstudie, die von der „National Science Foundation" unterstützt wurde (Bruckmann, Ly Cam, Paland & Signoroni, 2009a).

Der Matching Person & Technology Prozess ist in den Rehabilitationszentren der USA weit verbreitet. Die Anpassung des MPT-Modells für die Anwendung in weiteren Ländern wird im Kapitel 6 „Forschung & Wirksamkeit" näher beschrieben.

Weitere Informationen zu Marcia J. Scherer finden Sie unter
http://www.bbi.syr.edu/about/team/Research_Technical_Assistance_Training_Outreach/BBI%20website%20CV%20-%20Marcia%20Scherer.pdf

Vorwort der Autorinnen

Während unseres Bachelorstudiums an der Zuyd Hogeschool lernten wir erstmalig das Matching Person and Technology Model (MPT-Modell) und das dazugehörige Assistive Technology Device Predisposition Assessment (ATD PA) kennen und setzten uns im Rahmen unserer Bachelorarbeiten intensiv damit auseinander.

Durch eine umfangreiche nationale und internationale Literaturrecherche und den Kontakt zur Entwicklerin Marcia J. Scherer erlangten wir ein immer größeres Fachwissen über das Modell und das Assessment.

Zeitgleich wurde uns durch unsere beruflichen Erfahrungen im Bereich der Hilfsmittelberatung und -versorgung und dem damit einhergehenden Genehmigungs- und Kostenübernahmeverfahren bewusst, dass dieser Bereich in Deutschland effektiver gestaltet werden könnte.

Die vielen positiven Rückmeldungen zu unseren Bachelorarbeiten und die darauf folgende Öffentlichkeitsarbeit bestärkten uns darin, dass bei deutschen Ergotherapeuten ein zunehmender Bedarf für ein deutschsprachiges Assessment und Modell im Hilfsmittelbereich besteht.

Wir sehen das MPT-Modell und das ATD PA als eine Möglichkeit, eine ganzheitliche Sichtweise und evidenzbasiertes Arbeiten im Hilfsmittelbereich zu unterstützen.

An der Entstehung dieses Buches wirkten noch weitere Personen und Institutionen mit, denen wir an dieser Stelle für ihre Unterstützung danken möchten:

▪ Der Autorin Marcia J. Scherer
▪ Dem amerikanischen Verlag CRC Press, Taylor & Francis Group
▪ Dem Schulz-Kirchner Verlag
▪ Den Herausgebern Prof. Ulrike Marotzki, Prof. Christiane Mentrup und Peter Weber
▪ Der Zuyd Hogeschool, Heerlen (Niederlande)
▪ Daniela Tippner (geb. Berthold) für die Freigabe der Ergebnisse der Bachelorarbeit 2010
▪ Angela Paland für die Übersetzungsarbeit

Natalie Bruckmann, Anika Cordes, Lydia Ly Cam, Sonja Paland, Janna Schlegel & Julia Signoroni

Living in the state of stuck

Making plans to get myself moving again
Taking steps to find a better way
They sent a van so I could go and visit an old friend
But when I saw those steps we just turned and drove away

(Ramsey, o.J., zitiert nach Scherer, 2003 rev. 2007)

Im Status quo leben

Ich mache Pläne, um wieder voranzukommen,
versuche, einen besseren Weg zu finden.
Sie haben mir einen Wagen geschickt,
damit ich einen alten Freund besuchen konnte,
aber als ich diese Stufen gesehen habe, bin ich wieder umgekehrt

(Ramsey, o.J., zitiert nach Scherer, 2003 rev. 2007,
ins Deutsche übersetzt von Angela Paland)

Einleitung[1]

Die europäischen Autoren Bernd, van der Pijl & de Witte kamen 2009 in ihrer systematischen Literaturrecherche zur Hilfsmittelversorgung zu dem Ergebnis, dass dieser Bereich wenig evidenzbasierte Verfahren zur Hilfsmittelauswahl vorzuweisen hat.

Damit die Effizienz und die Zufriedenheit der Hilfsmittelnutzer erhöht werden kann, werden evidenzbasierte Assessments im Bereich der Hilfsmittelversorgung benötigt.

Das MPT-Modell und das dazugehörende Assessment ATD PA füllen hier eine Lücke. Sie entstanden aus dem Gedanken heraus, Klienten bei der Ermittlung eines geeigneten Hilfsmittels zu unterstützen, einer möglichen Nichtnutzung der Hilfsmittel vorzubeugen und die Partizipation im Alltag zu ermöglichen (Bruckmann et al., 2009a).

Das MPT-Modell und das ATD PA wurden ab 1989 in den Vereinigten Staaten von Amerika entwickelt, kontinuierlich angepasst und evaluiert (Scherer & Glueckauf, 2005; Scherer, 2005; Scherer, Sax, Vanbiervliet, Cushman & Scherer, 2005).

Das ATD PA ist ein reliables, valides und klientenzentriertes Assessment, das für Therapeuten im Arbeitsfeld der Rehabilitation zur Optimierung der Hilfsmittelversorgung entwickelt wurde und Ansprüche und Bedarf des jeweiligen Klienten bei der Beratung und Auswahl berücksichtigt (Scherer, 2005).

Das ATD PA kann von allen Berufsgruppen im Gesundheitswesen genutzt werden, die im Bereich der Hilfsmittelberatung, -vermittlung und -versorgung tätig sind (Bruckmann et al., 2009a).

Das vorliegende Buch entstand aus zwei Bachelorarbeiten an der Zuyd Hogeschool in Heerlen (Niederlande), die die Autorinnen in zwei aufeinanderfolgenden Studienjahrgängen in den Jahren 2009 und 2010 verfasst haben.

Bruckmann, Ly Cam, Paland & Signoroni (2009a) haben in ihrer Bachelorarbeit „ATD PA – Assistive Technology Device Predisposition Assessment – Eine Chance für die Hilfsmittelversorgung?!" das MPT-Modell inklusive Manual und das ATD PA als eines von damals insgesamt fünf Assessments in die deutsche Sprache übersetzt. Weiterhin führten sie in dieser Arbeit eine sprachliche und kulturelle Anpassung durch eine entsprechende Vorvalidierungsstudie mit Ergotherapeuten und ihren Klienten sowie Orthopädietechnikern durch.
Zielsetzung dieser Studie war es, eine mögliche Implementierung für den deutschen Sprachraum vorzubereiten.

Berthold, Erdmann & Schlegel (2010) haben in ihrer Bachelorarbeit „Hilf's zu ermitteln! – eine Studie zum Assessment ATD PA im Bereich der Hilfsmittelversorgung und -beratung" die Arbeit am ATD PA fortgesetzt und eine weitere Anpassung des Assessments an den deutschen Sprach- und Kulturraum vorgenommen.
Im Rahmen dieser Arbeit wurden Kürzungen bei Anweisungen vorgenommen sowie Formulare umbenannt. Die Skalierung wurde vereinheitlicht und Layout und Formatierung optimiert.

Das diesem Buch zugrunde liegende Material wurde der CD-ROM „MPT-Original-Manual" von Marcia J. Scherer entnommen (Scherer, 2003, rev. 2007).

---

1   Anmerkungen
Die Autorinnen haben sich zur verständlicheren Lesbarkeit durchgängig für die männliche Form entschieden. Selbstverständlich bezieht dieses die weibliche Form mit ein. Ausnahme bildet die Bezeichnung der Autorinnen, da es sich hierbei um sechs weibliche Personen handelt.
Im englischen Original wird der Begriff „Fachkraft" benutzt. Bei der Beschreibung des amerikanischen Originals verwenden die Autorinnen daher den Begriff „Fachkraft". Da sich die deutsche Version des ATD PA in erster Linie an Ergotherapeuten richtet, benutzen die Autorinnen im weiteren Verlauf des Buches den Begriff „Therapeut", wobei hierunter alle beteiligten Berufsgruppen an einer Hilfsmittelversorgung eingeschlossen sind.
Abkürzungen werden bei der ersten Erwähnung ausgeschrieben und dahinter in Klammern gesetzt. Die Abkürzungen sind im Abkürzungsverzeichnis zusammengestellt.
Begriffe, die im Glossar erläutert sind, sind bei ihrer ersten Nennung mit einem * versehen.

1 Hilfsmittelversorgung

Das folgende Kapitel gibt eine Übersicht, wie die Hilfsmittelversorgung in Deutschland geregelt ist und wie Hilfsmittel allgemein definiert werden.

Im weiteren Verlauf werden der Forschungsstand in Deutschland, die Nichtnutzung von Hilfsmitteln (Non-Use) und die ergotherapeutische Relevanz für ein Modell und ein Hilfsmittelassessment dargestellt.

1.1 Hilfsmittelversorgung in Deutschland

Die gesetzliche Grundlage der Hilfsmittelversorgung – durch die gesetzlichen Krankenkassen – ist im Sozialgesetzbuch (SGB) V § 11,12, 27, 33,126-128 und § 139 geregelt (Deutsche Vereinigung für Rehabilitation, 2009). Neben dem SGB V kann im Rahmen der Leistungen zur medizinischen Rehabilitation und Teilhabe von behinderten Menschen am Leben in der Gesellschaft auch das SGB IX zur Geltung kommen. Bei Menschen, die Leistungen der Pflegeversicherung bei häuslicher, teilstationärer und Kurzzeitpflege sowie vollstationärer Pflege in Anspruch nehmen, ist hier das SGB XI für einen Teil der Hilfsmittelversorgung zuständig.

Der Spitzenverband der gesetzlichen Krankenversicherung (GKV-Spitzenverband) erstellt und aktualisiert unter Berücksichtigung der gesetzlichen Vorgaben das Hilfsmittelverzeichnis. Das Hilfsmittelverzeichnis, das eine marktsteuernde Wirkung hat, ist in 39 Produktgruppen inkl. Pflegehilfsmittel unterteilt (GKV-Spitzenverband, 2013, Absatz 1).

Im Hilfsmittelverzeichnis werden alle zugelassenen Hilfsmittel und Pflegehilfsmittel der GKV erfasst. Dahinter steht das Ziel, die Qualitätsanforderungen an Hilfsmittel zu überprüfen, weiterzuentwickeln und gegebenenfalls abzuändern (Verband der Ersatzkassen e.V. (vdek), o.J., Absatz 4).

Das am 01.04.2007 in Kraft getretene GKV-Wettbewerbsstärkungsgesetz (GKV-WSG) hat die gesamte Hilfsmittelversorgung neu strukturiert. Die Neustrukturierung führte dazu, dass die Hilfsmittelversorgung nur noch durch Vertragspartner der jeweiligen Krankenkassen erfolgen kann. Leistungserbringer (Vertragspartner) kann sein, wer „[…] die Voraussetzung für eine ausreichende, zweckmäßige und funktionsgerechte Herstellung, Abgabe und Anpassung der Hilfsmittel erfüllt [...]" (GKV-Spitzenverband, 2013, Absatz 3).

In dem GKV-WSG ist das Wirtschaftlichkeitsgebot der Krankenkassen (SGB V § 12) verankert. Demnach „[…] müssen Leistungen ausreichend, zweckmäßig und wirtschaftlich sein [...]" (Bundesministerium der Justiz und für Verbraucherschutz, o.J., § 12, Absatz 1), um die gesamte Hilfsmittelversorgung übersichtlicher, wirtschaftlicher und kosteneffizienter gestalten zu können (Gemeinsamer Bundesausschuss, 2012).

Um die oben genannten Anforderungen als Hilfsmittelleistungserbringer zu erfüllen, wurde mit dem Gesetz zur Weiterentwicklung der Organisationsstrukturen in der GKV (GKVOrgWG) die Präqualifizierungsstelle des Verbandes der Ersatzkassen e.V. (vdek) geschaffen. Ihre Aufgabe ist es, die Leistungserbringer einer Eignungsprüfung zu unterziehen. Liegt eine Bestätigung der Präqualifizierungsstelle vor, ist der Vertrag zwischen Leistungserbringer und Krankenkasse auf 5 Jahre befristet (Verband der Ersatzkassen e.V. (vdek), o.J., Absatz 3).

Der allgemeine und verbindliche Versorgungsanspruch der gesetzlich Versicherten mit Hilfsmitteln ist im SGB V § 92 durch die Hilfsmittelrichtlinie festgelegt. Diese Richtlinie zur vertragsärztlichen Verordnung von Hilfsmitteln, die durch den Gemeinsamen Bundesausschuss (GBA) festgelegt wurde, dient weiterhin der Sicherung einer „[…] ausreichenden, zweckmäßigen und wirtschaftlichen Versorgung [...]" (Gemeinsamer Bundesausschuss, 2012).

Damit die Hilfsmittelversorgung unter dem Wirtschaftlichkeitsgebot (SGB V § 12) gewährleistet werden kann, beschreibt die Hilfsmittelrichtlinie unter anderem, dass die medizinische Diagnose alleine nicht ausreicht, um ein Hilfsmittel zu verordnen. Auf der Grundlage der International Classification of Functioning, Disability and Health (ICF) hat sich der Arzt vom Zustand des Klienten zu überzeugen und die personen- und umweltbezogenen Faktoren zu berücksichtigen (Gemeinsamer Bundesausschuss, 2012). Das biopsychosoziale Modell und sein multiaxialer Aufbau machen deutlich, dass es zwischen funktionalen Problemen Wechselwirkungen gibt, die in der Hilfsmittelversorgung berücksichtigt werden sollten, um eine klientenzentrierte, bedarfsgerechte, effektive und kosteneffiziente Hilfsmittelversorgung gewährleisten zu können (Schuntermann, 2009).

1.2   Forschungsstand

Die Hilfsmittelberatung und -versorgung ist eingebettet in die Versorgungsforschung. Die Versorgungsforschung ist ein fachübergreifendes Forschungsgebiet, das die Gesundheitsversorgung und ihre Rahmenbedingungen beschreibt, zur Entwicklung wissenschaftlicher Versorgungskonzepte beiträgt und deren Wirksamkeit evaluiert (Pfaff, o.J.). Indem die ergotherapeutischen Maßnahmen in den Heilmittelrichtlinien beschrieben werden, zeigt sich, dass die Ergotherapie im Bereich der Hilfsmittelberatung und -versorgung tätig ist und dadurch in die Versorgungsforschung mit einbezogen werden sollte (Berthold et al., 2010).
Beginnend mit dem Jahre 2006 wurde durch die Deutsche Vereinigung für Rehabilitation e.V. (DVfR) unter der Leitung von Dr. med. M. Schmidt-Ohlemann eine Expertise zu aktuellen Problemen bei der Versorgung mit Hilfsmitteln erstellt. Darauf aufbauend wurde 2009 durch die DVfR das Empfehlungspapier „Überwindung von Problemen bei der Versorgung mit Hilfsmitteln – Lösungsoptionen der DVfR" veröffentlicht.
Diese Lösungsoptionen machen den Entwicklungsbedarf deutlich, so fehle zum Beispiel ein Assessment im Bereich der Hilfsmittelberatung und -versorgung für alle beteiligten Berufsgruppen.

Seit 2007 untermauert die nationale Fördergemeinschaft Kinder- und Jugend-Rehabilitation e.V. (Reha-KIND) den Hilfsmittelbereich in der Pädiatrie durch den zunehmenden Einsatz von Bedarfsermittlungsbögen mit dem Ziel, die Qualität der Arbeit zu wahren und die Transparenz für alle am Hilfsmittelprozess Beteiligten zu gewähren.

Neben den RehaKIND-Bedarfsermittlungsbögen gibt es weitere nationale und internationale Assessments, wie z. B. The Quebec User Evaluation of Satisfaction with Assistive Technology (QUEST Version 2.0), Psychosocial Impact of Assistive Devices Scale (PIADS), Individually Prioritised Problem Assessment (IPPA), Functioning Everyday with a wheelchair (FEW) oder Checklisten des Qualitätsverbund Hilfsmittel e.V. (QVH). Diese Assessments dienen unter anderem dazu, die Zufriedenheit in der Anwendung mit technischen Hilfsmitteln zu beurteilen (QUEST Version 2.0), die psycho-sozialen Auswirkungen eines Hilfsmittels zu messen (PIADS), eventuelle Problembereiche zu identifizieren und in Wichtigkeit und Problematik einzustufen (IPPA), die Alltagsbewältigung mit einem Rollstuhl einzuschätzen (FEW) und die Versorgung mit ihrem Ablauf strukturiert zu dokumentieren (Checklisten vom QVH). Im Vergleich zu den RehaKIND-Bedarfsermittlungsbögen gibt es jedoch im Erwachsenenbereich bislang kein vergleichbares Assessment (Cordes, 2014).

Die 1. Wittener Hilfsmitteltagung in Witten/Herdecke, die am 17.09.2010 stattfand, zeigte nochmals den weiterhin notwendigen und noch auszubauenden Forschungsbedarf im Hilfsmittelbereich auf.
Laut Mischker (2010) gibt es bereits klinische Forschungsarbeiten in Deutschland, jedoch keine Studien, die sich mit der Mikroebene im Hilfsmittelbereich auseinandersetzen. Aufgrund dieser Situation bildete sich nach Angaben der Nationalen Forschungs-Arbeitsgemeinschaft (NaFAG) 2010 durch die Initiative des Departments für Pflegewissenschaften an der Uni Witten Herdecke die NaFAG Hilfsmittelversorgung (NaFAG [o.J.]).

Die Akademisierung des Berufes der Ergotherapie führte auch zu vermehrten Veröffentlichungen, Vorträgen und Bachelorarbeiten im Hilfsmittelbereich (Berthold et al., 2010). Sie zeigen auf, wie die Ergotherapie im Bereich der Beratung sowie mit dem Einsatz eines Assessments evidenzbasierter arbeiten kann.

1.3 Hilfsmitteldefinition

Im SGB V § 33 ist für Versicherte der GKV der Anspruch auf Hilfsmittel wie „[...] Körperersatzstücke, orthopädische und andere Hilfsmittel, die im Einzelfall erforderlich sind, um den Erfolg der Krankenbehandlung zu sichern, einer drohenden Behinderung vorzubeugen oder eine Behinderung auszugleichen [...]" (Bundesministerium der Justiz und für Verbraucherschutz, o.J., § 33, Absatz 1) geregelt.

Das Bundessozialgericht legt seiner Rechtsprechung das SGB IX § 31 zugrunde, wonach Hilfsmittel „[...] Hilfen umfassen, die von dem Leistungsempfänger getragen oder mitgeführt oder bei einem Wohnungswechsel mitgenommen werden können [...]" (Bundesministerium der Justiz und für Verbraucherschutz, o.J., § 31, Absatz 1). Das SGB IX § 1 besagt, dass die Selbstbestimmung und die Partizipation von Menschen mit Behinderung im Mittelpunkt stehen sollen (Kamps, o.J., S. 9).

Die DIN EN ISO 9999* definiert Hilfsmittel für Menschen mit Behinderung als „[...] jegliche Produkte, einschließlich Software, die von oder für Menschen mit Behinderung verwendet werden, um am öffentlichen Leben teilzuhaben, um Körperfunktionen/-strukturen und Aktivitäten zu schützen, zu unterstützen, zu messen oder zu ersetzen oder um Schädigungen, Beeinträchtigungen der Aktivität und Einschränkungen der Teilhabe zu verhindern" (DIN ISO 9999, 2011, zitiert nach Institut der deutschen Wirtschaft e.V., 2014).

Hieraus wird ersichtlich, dass zurzeit keine einheitliche Definition für Hilfsmittel besteht (Bernd et al., 2009). Die Aufgaben von Hilfsmitteln lassen sich vor dem Hintergrund der ICF folgendermaßen beschreiben:

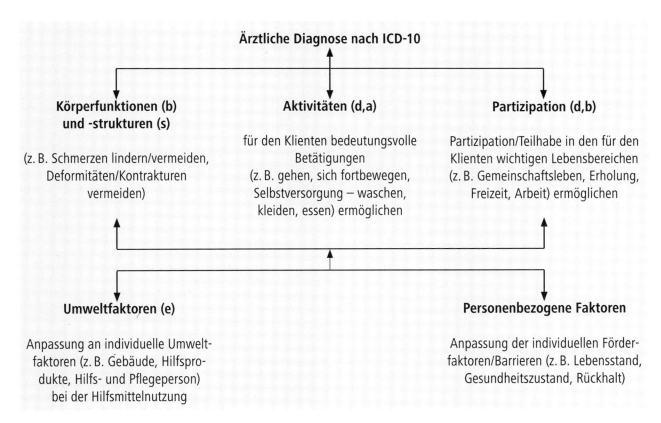

Abb. 1: Aufgaben von Hilfsmitteln auf den Ebenen der International Classification of Functioning, Disability and Health (Schuntermann, 2009, S. 30; adaptiert durch Cordes & Signoroni, 2013)

1.4 Nichtnutzung von Hilfsmitteln

In der Hilfsmittelversorgung wird unter „Non-Use" die Nichtnutzung von Hilfsmitteln verstanden. Nach Wessels, Dijcks, Soede, Gelderblom & de Witte (2003) wird die Nichtnutzung wie folgt definiert:

Das Hilfsmittel wird
- überhaupt nicht verwendet.
- nicht dauerhaft verwendet.
- nicht freiwillig verwendet.
- zum Zeitpunkt der Befragung nicht verwendet.
- nicht regelmäßig verwendet.
- einen erheblichen Teil des Tages nicht verwendet.
- seit der Entlassung nicht mehr verwendet.
- wird selten verwendet.
- nicht richtig angewendet.
- nicht für (alle) Aktivitäten verwendet, für die es verschrieben wurde.

Die unterschiedlichen Gründe für die Nichtnutzung eines Hilfsmittels sind in Abbildung 2 aufgeführt (Wessels et al., 2003).

Die Gesundheitsreformen und der Paradigmenwechsel* in der Ergotherapie führten dazu, dass sich die Klientenrolle gewandelt hat. Klienten erhalten nun die Rolle des Kooperationspartners (Windisch & Zoßeder, 2006).
In Zeiten begrenzter finanzieller Ressourcen zeigt sich, wie wichtig ein optimaler Hilfsmittelversorgungsprozess ist. Um ihn so kosteneffizient wie möglich zu gestalten, ist eine Klärung der Versorgungsziele aus Sicht der Klienten und/oder der Angehörigen notwendig (Kamps, o.J.).
Ein klientenzentriertes Vorgehen ist im Hilfsmittelprozess unabdingbar, um die Nichtnutzung eines Hilfsmittels zu vermeiden (Bernd et al., 2009).

Anforderungen an das Hilfsmittel z. B. Qualität, Design des Hilfsmittels, Gewicht		Umweltbedingte Faktoren z. B. soziale, physische und kulturelle Umwelt
	Gründe der Nichtnutzung	
Persönliche Faktoren z. B. Alter, Diagnose, Hilfsmittelakzeptanz		Interventionsbedingte Faktoren z. B. Wünsche und Bedürfnisse der Klienten

Abb. 2: Gründe für die Nichtnutzung eines Hilfsmittels nach Wessels et al., 2003 (adaptiert durch Signoroni, 2013)

1.5 Modell und Assessment für die Hilfsmittelversorgung

Die ergotherapeutische Sichtweise auf den Klienten hat sich infolge des Paradigmenwechsels und der Einführung der ICF in das Gesundheitswesen verändert. Das derzeit vorherrschende Contemporary paradigm* stellt eine ganzheitliche Sichtweise auf den Klienten in den Mittelpunkt. Die ihm zugrunde liegende klientenzentrierte Vorgehensweise zählt neben dem Empowerment* zu den ergotherapeutischen Grundsätzen (Bruckmann et al., 2009a).

Empowerment zielt darauf ab, den Klienten das Gefühl von subjektiver Lebensqualität zu ermöglichen und damit den Blick auf die Stärken des Klienten zu lenken (Windisch & Zoßeder, 2006). Kielhofner (2004) zeigt mit seiner klientenzentrierten Arbeitsweise, dass Menschen dynamische und selbstorganisierende Wesen sind, die mit und in ihrer Umwelt interagieren.

Diese beiden Grundsätze der Ergotherapie führen zu dem Ziel, dem Klienten für ihn bedeutungsvolle Betätigungen und subjektive Lebensqualität zu ermöglichen (Bruckmann et al., 2009a).

Um diese Grundsätze in der Praxis umsetzen zu können, werden neben dem Clinical Reasoning* konzeptionelle Praxismodelle benötigt, die eine theoretische Begründung des ergotherapeutischen Handelns auf wissenschaftlicher Basis bieten.
Sie stellen die ergotherapeutische Sicht auf die menschliche Betätigung dar, das heißt die Entstehung, Aufnahme und Durchführung von Betätigung (Kielhofner, Marotzki & Mentrup, 2005).

1.6 Relevanz der Hilfsmittelberatung

Laut den statistischen Ämtern des Bundes und der Länder (2011) wird sich die Zahl der über 65-Jährigen im Jahr 2030 von derzeit 17,2 Mio. auf 22,3 Mio. Menschen erhöhen. Die BARMER GEK gibt in ihrem GEK Heil- und Hilfsmittelreport 2012 an, dass der Hilfsmittelbedarf mit steigendem Alter zunehme, v. a. die Altersgruppe der 60- bis 70-Jährigen und die über 80-Jährigen erhalten Hilfsmittelverordnungen (Kemper, Sauer & Glaeske, 2012).

Der demografische Wandel und die damit einhergehenden gesellschaftlichen Herausforderungen und Veränderungen des sozioökonomischen Status im Alter erfordern eine umfassende Beratung der Klienten und deren Angehörigen.
Der ergotherapeutische Beratungsprozess kann dazu beitragen, die Hilfsmittelversorgung kosteneffizienter zu gestalten und eine Nichtnutzung des Hilfsmittels zu vermeiden (Bruckmann et al., 2009a).

Um das optimale Hilfsmittel für den Klienten in seinem individuellen Kontext zu finden, die „[…] Effizienz und Zufriedenheit der Hilfsmittelnutzer zu erhöhen […]" und so eine Kostenoptimierung anstreben zu können, werden „[…] evidenzbasierte Assessment(s) im Bereich der Hilfsmittelversorgung benötigt […]" (Bernd et al., 2009, S. 146).
Im Rahmen ihrer Bachelorarbeit bestätigte Keller (2011) den Bedarf eines solchen Assessments für die Ergotherapie in Deutschland. Mithilfe einer deutschlandweiten Umfrage ermittelte sie, dass 82,9 % der teilnehmenden Ergotherapeuten ein Assessment in ihrer Einrichtung einführen würden.
Im internationalen Vergleich zeigt eine Onlinebefragung im Bereich der Schweizer Hilfsmittelversorgung auf, dass auch hier eine Notwendigkeit für ein Assessment zur Hilfsmittelversorgung zu sehen ist. Die Anwendungsbereiche verdeutlichen mit Ergebnissen von 96 % in der Praxis und mit 89 % in Rehabilitationskliniken einen hohen Bedarf (Becker, Meidert & Maritz, 2013, S. 51).

2 Matching Person und Technology Model (MPT)

Nachfolgend wird das MPT-Modell beschrieben, das die Grundlage für das Assessment ATD PA bildet. Das Kapitel gibt einen Überblick über die Grundannahmen, die Ziele und den Aufbau des MPT-Modells.

2.1 Grundannahmen des MPT-Modells

Das „Matching Person and Technology Model" – übersetzt: „Zusammenspiel von Person und Technologie" – hat das Ziel, eine ideale Übereinstimmung zwischen der Person und dem Hilfsmittel zu erreichen (Scherer & Sax, 2010). Dazu müssen drei Basiskomponenten – die Person, die Umwelt und die Technologie – im Prozess der Hilfsmittelversorgung beachtet werden (ebd.).

Marcia J. Scherer geht davon aus, dass die unterschiedlichen Eigenschaften der Basiskomponenten Auswirkungen auf die Nutzung von Hilfsmitteln haben.

Die Abbildung 3 zeigt das gesamte MPT-Modell mit einer Darstellung aller Basiskomponenten im Bezug zueinander. Sie dient in erster Linie zur Veranschaulichung der Zusammenhänge.

Bei der Anwendung sollten die drei Basiskomponenten Person, Umwelt, Technologie innerhalb des Beratungsprozesses betrachtet werden.

Die Grafik kann als Gesprächsgrundlage und zur ganzheitlichen Betrachtung des Klienten genutzt werden. Die Inhalte sollten Gegenstand eines kontinuierlichen Clinical-Reasoning-Prozesses sein.

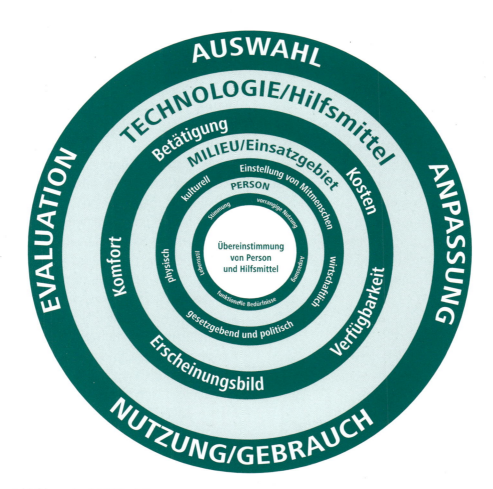

Abb. 3: Gesamtabbildung des MPT-Modells
(Original: Scherer, M. J. (2005). Living in the state of stuck: How assistive technology impacts the lives of people with disabilities, 4th edition. Cambridge, MA: Brookline Books)

Im Folgenden werden die einzelnen Kreise aus Abbildung 3 separat dargestellt.

Der Fokus wird im MPT-Modell auf die Person gelegt. Damit verbunden sind das Alter, die Anpassungsfähigkeit, die funktionellen Bedürfnisse, der Lebensstil und das Geschlecht. Die Eigenschaften äußern sich in:
- Stimmung
- Urteilsvermögen
- Präferenzen
- Perspektive
- Fähigkeiten und Begabungen

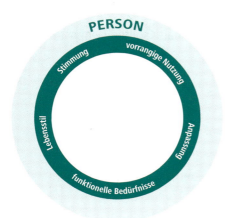

Abb. 4 MPT: Person (Scherer, 2005)

Die physische, kulturelle, körperliche, ökonomische und politische Umwelt einer Person wird berücksichtigt, um die Nichtnutzung eines Hilfsmittels zu vermeiden. Hiermit verbunden sind:
- Lage und Gelegenheit
- soziale Unterstützung
- Ressourcenverfügbarkeit

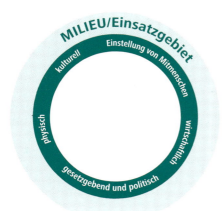

Abb. 5: MPT: Umwelt (Scherer, 2005)

Der darauf folgende Ring bezieht sich auf das Hilfsmittel bzw. die Technologie selbst. Er beinhaltet:
- die Betätigungsausführung
- den Kostenaspekt
- die Verfügbarkeit
- den Komfort
- das Erscheinungsbild des Hilfsmittels

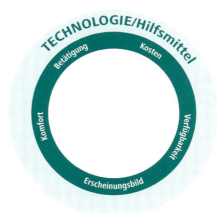

Abb. 6: MPT: Technologie/Hilfsmittel (Scherer, 2005)

Die Basiskomponenten werden vom Beratungsprozess (siehe MPT-Prozess) mit den Aspekten Auswahl, Anpassung, Nutzung/Gebrauch und Evaluation umschlossen.

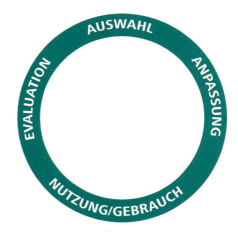

Abb. 7: MPT: Äußerer Ring (Scherer, 2005)

Das MPT-Modell wurde entwickelt, um eine gemeinsame Auswahl des geeigneten Hilfsmittels mit dem Klienten zu unterstützen. Dies geschieht anhand der Erhebungsbögen des ATD PA.

Neben den Stärken, Bedürfnissen und Vorlieben des Nutzers werden seine Motivation, seine Bereitschaft, das Hilfsmittel zu verwenden und seine Erwartungen an das Hilfsmittel ermittelt. Um ein gutes Zusammenspiel von Person und Hilfsmittel zu erreichen, werden diese Informationen durch Merkmale der Umwelt, in der das Hilfsmittel genutzt wird, sowie durch erwünschte Eigenschaften und Funktionen des Hilfsmittels ergänzt.

Zudem beachtet das MPT-Modell personenbezogene, soziale und umweltbedingte Faktoren, die eine optimale Hilfsmittelversorgung unterstützen oder beeinträchtigen können. Es ist somit klienten- und nutzerorientiert (Scherer, 2003, rev. 2007).

Durch die Anwendung von Eingangs- und Evaluationsformularen ermöglicht das MPT-Modell einen Vergleich zwischen den Erwartungen und dem Nutzen des infrage kommenden Hilfsmittels.

Es ist bei allen Arten von Behinderungen, Hilfsmitteln und Settings anwendbar (Bruckmann et al., 2009a).

2.2 Ziele des MPT-Modells

Das MPT-Modell und seine Assessments verfolgen folgende Ziele:

- Durch die Berücksichtigung der Ziele und Vorlieben des Klienten wird der Hilfsmittelprozess beschleunigt.
- Therapeuten werden dazu angehalten, alle relevanten Einflüsse beim Hilfsmittelgebrauch zu beachten und gleichzeitig die Lebensqualität und Partizipation des Klienten in den Fokus zu stellen.
- Eine Zusammenarbeit zwischen Hilfsmittelanbieter und Klient wird gefördert, um eine bestmögliche Übereinstimmung von Person und Hilfsmittel zu erreichen.
- Eine Nichtübereinstimmung zwischen einem vorgeschlagenen Hilfsmittel und einem potenziellen Klienten wird rechtzeitig erkannt, um falsche oder gar keine Nutzung zu verringern und die damit einhergehende Enttäuschung und Frustration zu vermeiden (Scherer, 2003, rev. 2007).

2.3 Anwendung des MPT-Modells

Das MPT-Modell ermöglicht eine ganzheitliche Betrachtungsweise des Klienten. Darüber hinaus kann der Klient die entwickelten Formulare selbst und in Zusammenarbeit mit dem Therapeuten ausfüllen. Die Formulare können in schriftlicher Form oder als halb strukturierter Interviewleitfaden genutzt werden (Scherer, 2003, rev. 2007; Scherer et al., 2005). Die MPT-Formulare wurden so entworfen, dass die Informationen sorgfältig und effizient strukturiert sind (Scherer, 2003, rev. 2007).

Zusammengefasst soll das MPT-Modell mit seinem MPT-Prozess:

- durch eine offene Gesprächsführung dem Klienten Wahl-, Einfluss- und Kontrollmöglichkeiten bieten
- eine genaue Datenerhebung in etwa 15 Minuten, eine umfassendere Erhebung in etwa 50 Minuten ermöglichen (Scherer 2003, rev. 2007).

Marcia J. Scherer stellt auf einer CD-ROM eine umfassende Sammlung von Assessment-Formularen (Eingangs- und Evaluationsformulare) für Klienten und Fachkräfte zur Verfügung. Weiterhin können auf der Original-CD Videointerviews, Beispielberichte und weitere Informationen zum MPT-Modell eingesehen werden (Bruckmann et al., 2009a).

2.4 Zugehörige Assessments

Das MPT-Modell beinhaltet neben Eingangserhebungen wie „Erstes Arbeitsblatt" und „Geschichte des Hilfsmittelgebrauchs" sechs weitere Assessmentbatterien.

Bruckmann et al. übersetzten im Rahmen ihrer Bachelorarbeit (2009a) die Eingangserhebungen „Erstes Arbeitsblatt" und „Die Geschichte des Hilfsmittelgebrauchs" sowie das SOTU „Übersicht über den Gebrauch von Technik" ins Deutsche. Eine weitere Validierung erfolgte jedoch nicht.

Die folgenden Assessmentbatterien
- Assistive Technology Device Predisposition Assessment (ATD PA)
- Survey of Technology Use (SOTU)
- Cognitive Support Technology Device Predisposition Assessment (CST PA)
- Educational Technology Device Predisposition Assessment (ET PA)
- Healthcare Technology Device Predisposition Assessment (HCT PA)
- Workplace Technology Device Predisposition Assessment (WT PA)

gehen auf die verschiedenen Einflüsse bei der Anwendung von Hilfsmitteln – einschließlich persönlicher und sozialer Faktoren – ein (Scherer, 2003, rev. 2007).

Die Assessmentbatterien werden zur Spezifizierung des Hilfsmittelbedarfs für den Klienten in den für ihn relevanten Bereichen (z. B. Rehabilitation, Bildung und Pädagogik, Gesundheitswesen und Medizin sowie Arbeit und Berufsleben) genutzt.

Die einzelnen Assessments des MPT werden weiter unten benannt und näher erläutert (siehe Tab. 1, S. 26).

Die Assessments des MPT-Modells wurden in verschiedenen Studien mit unterschiedlicher Klientel unter der Verwendung von Hilfsmitteln erprobt (Scherer, 2003, rev. 2007). Diese Forschungsergebnisse gelten bisher nur für den US-amerikanischen Raum.

Das ATD PA ist das erste Assessment aus dem MPT-Modell, das samt Manual in die deutsche Sprache übersetzt und validiert wurde. Die restlichen Assessments liegen noch nicht in deutscher Sprache vor.

2.5 Aufbau des MPT-Prozessmodells

Das MPT-Modell beinhaltet ein eigenes Prozessmodell, das aus zurzeit sieben Schritten besteht (Abb. 8). Das englischsprachige Original bietet dem Therapeuten die Möglichkeit, je nach Anwendungsbereich zwischen sechs Assessments zu wählen und sie gemeinsam mit dem Klienten durchzuführen (siehe Tab. 1, S. 26). Bruckmann et al. (2009a) haben das damals noch fünfschrittige Prozessmodell übersetzt und vorvalidiert. Der Vollständigkeit wegen werden im Folgenden auch die nicht ins Deutsche übersetzten Assessments mit berücksichtigt.

Der klientenzentrierte und interaktive Prozess der Hilfsmittelberatung und der letztendlichen Hilfsmittelversorgung wird durch drei Eingangsformulare begleitet:
- Erstes Arbeitsblatt (Initial Worksheet),
- Geschichte des Hilfsmittelgebrauchs (History of Support Use)
- und Übersicht über den Gebrauch von Technik (Survey of Technology Use – SOTU).

Diese Eingangsfragebögen können bei Bedarf genutzt werden, um Bedürfnisse und Vorlieben des Klienten für Hilfsmittel und Technik zu bestimmen, den bisherigen Gebrauch von Hilfsmitteln und Technik zu ermitteln und um einen Überblick über die generelle Einstellung und das Wohlbefinden in Bezug auf die Nutzung von Technik festzuhalten.

Daher sind die MPT-Formulare ein Werkzeug zur Auswahl der bestmöglichen Hilfsmittel im Hinblick auf:
- die Bedürfnisse, Ziele und Vorlieben des Klienten,
- personenbezogene, soziale und umweltbedingte Barrieren, die den optimalen Einsatz von Hilfsmitteln beeinträchtigen,
- Schulungen, um eine optimale Nutzung zu erreichen und
- zusätzliche Hilfsmittel, die die Anwendung verbessern können.

Übersicht der 7 Schritte des MPT-Prozesses

Schritt 1	**Schritt 2**	**Schritt 3**	**Schritt 4**
Anwendung „Erstes Arbeitsblatt" (Initial Worksheet)	Anwendung „Geschichte des Hilfsmittelgebrauchs" (History of Support Use)	Spezifische Übereinstimmung Anwendung „SOTU" (Specific Technology Matching) und/oder Auswahl eines weiteren Assessments	Vertiefende Befunderhebung Besprechung relevanter Punkte, z. B. Nichtnutzung

	Schritt 5	**Schritt 6**	**Schritt 7**
	Zielsetzung, -planung und Umsetzung der Interventionsstrategien	Dokumentation der Interventionsstrategien und des Aktionsplans	Evaluation: Erneute Durchführung des genutzten Assessments

Abb. 8: Schematische Darstellung des MPT-Prozesses (Bruckmann & Signoroni, 2013)

2.5.1 Schritt 1:
Erstes Arbeitsblatt (Initial Worksheet)

Zu Beginn der Beratung wird das Formblatt „Erstes Arbeitsblatt" eingesetzt. Dieses Arbeitsblatt ist unterteilt in die Bereiche:
- Sprache/Kommunikation
- Mobilität
- Geschicklichkeit/Verwendung der Hand
- Sehvermögen
- Hörvermögen
- Lesen/Schreiben
- Haushaltsaktivitäten
- Gesunderhaltung
- Entspannung und Freizeit
- Selbstfürsorge
- Arbeitsplatz
- Denken, Verstehen und Erinnern

Hierbei handelt es sich um Bereiche, in denen Klienten einen Funktionsverlust erlitten haben oder besondere Stärken aufweisen.
Mit dem Arbeitsblatt sollen Bereiche analysiert werden, die durch den Gebrauch von Hilfsmitteln oder anderen an die Umwelt anzupassenden Maßnahmen gestärkt werden sollen.

Marcia J. Scherer weist darauf hin, dass sowohl die Analyse von Schwierigkeiten als auch die Analyse von Stärken wichtig sei. Außerdem sei es von Vorteil, wenn man bei der Hilfsmittelberatung von einem Bereich ausgehe, in dem der Klient eine Stärke habe. Unabhängig davon, ob der Therapeut zunächst von einem relevanten Punkt ausgeht, sollte jeder Bereich angesprochen werden.
Zusammenhänge zwischen den einzelnen Punkten können evtl. erst später sichtbar werden oder man erinnert sich nicht an alle Beobachtungen, die aber Einfluss auf die Entscheidung haben (Scherer, 2003, rev. 2007).

2.5.2 Schritt 2:
Geschichte des Hilfsmittelgebrauchs (History of Support Use)

Das Eingangsformular „Geschichte des Hilfsmittelgebrauchs" befasst sich mit den vergangenen Versuchen und weshalb ein neues Hilfsmittel besser als andere Alternativen ist. Wie das „Erste Arbeitsblatt" ist es in Bereiche eingeteilt. In diese Bereiche können jeweils drei Hilfsmittel notiert werden, die bereits getestet worden sind. Durch die Unterteilung in den Eingangsformularen könnte der Fokus bereits beim Ausfüllen auf bestimmte Bereiche gelenkt werden, deshalb sollte auf jeden Bereich einzeln eingegangen werden (Scherer, 2003, rev. 2007).

2.5.3 Schritt 3:
Spezifische Übereinstimmung
(Specific Technology Matching)

Dieser Schritt beinhaltet die Durchführung der passenden Assessmentbatterie und deren Anwendung mit dem Klienten. Der Klient füllt im Hinblick auf den Anwendungsbereich des Hilfsmittels die Formulare aus, die für ihn bestimmt sind. Der Aufbau der Assessments erlaubt es, alle oder einzelne Formulare zu nutzen. Es können auch nur Abschnitte ausgefüllt werden (Federici & Scherer, 2012). Die Maßnahmen in diesem Schritt werden im Eingangsformular und später im Evaluationsformular genutzt, um entsprechende Veränderungen erfassen zu können (ebd.).

In der Tabelle 1 sind die sechs Assessments, die zum MPT-Modell gehören, dargestellt.

2.5.4 Schritt 4:
Vertiefende Befunderhebung

Der Therapeut bespricht mit dem Klienten die Punkte, die eventuell Probleme mit der Akzeptanz oder Einwilligung zur Nutzung eines Hilfsmittels aufweisen (Federici & Scherer, 2012).

2.5.5 Schritt 5:
Zielsetzung/-planung und
Umsetzung der Therapieziele

Nach der Problemanalyse werden gemeinsam spezifische Interventionsstrategien und ein Aktionsplan ausgearbeitet (Federici & Scherer, 2012).

2.5.6 Schritt 6:
Dokumentation

Die Interventionsstrategien und der Aktionsplan sollten verpflichtend schriftlich fixiert werden. Erfahrungen zeigen, dass Interventionsstrategien und Aktionspläne, die nur verbalisiert wurden, nicht so umgesetzt wurden, wie festgelegt. Schriftliche Pläne dienen ebenfalls zur Dokumentation und bieten eine Begründung für spätere Maßnahmen, wie z. B. ein Antrag zur Finanzierung oder Freistellung für eine Behandlung/Training (Federici & Scherer, 2012).

2.5.7 Schritt 7:
Evaluation

Die erneute Durchführung des angewendeten Assessments dient dazu, herauszufinden, ob Anpassungen in der Benutzung oder Abstimmung des Hilfsmittels notwendig sind. Gleichzeitig kann überprüft werden, ob die Leistungen und Ziele umgesetzt wurden oder sich die Prioritäten des Klienten geändert haben.

Tab.1: Darstellung der MPT-Assessments (Federici & Scherer, 2012, S. 56, 57) und
Anwendungsbereiche (Scherer, 2003, rev. 2007)

Assessment	Anwendungsbereich
ATD PA **Assistive Technology Device Predisposition Assessment**	**Rehabilitation und Alltag** (Auswahl spezifischer unterstützender Technologien) Das ATD PA erfragt die subjektive Zufriedenheit des Klienten mit den gegenwärtigen Fähigkeiten in einer Vielzahl von funktionellen Bereichen. Außerdem wird der Klient gebeten, Prioritäten bei den Aspekten seines Lebens zu setzen, die am ehesten einer positiven Veränderung bedürfen. Weiterhin wird ein Profil der individuellen und psychosozialen Eigenschaften des Klienten erstellt. Die Skalen geben einen Überblick über Fähigkeiten, subjektive Lebensqualität, familiäre Unterstützung, Unterstützung von Freunden, Stimmung, Temperament, Unabhängigkeit, Selbstbestimmung, Selbstwertgefühl und die Bereitschaft, ein Hilfsmittel zu nutzen. Der letzte Abschnitt erlaubt einen Vergleich von miteinander konkurrierenden Hilfsmitteln.
CST PA **Cognitive Support Technology Device Predisposition Assessment** (derzeit nicht in Deutsch verfügbar)	**Kognition und geistige Leistungen** Das CST PA ist genauso wie das ATD PA konstruiert. Zusätzlich erfragt es mit 6 Items Körperfunktionen, die sich speziell auf die geistigen Fähigkeiten konzentrieren, wie z. B.: Aufmerksamkeit, jemanden aus dem Konzept bringen, Erinnerungsvermögen zu Personen und Ereignissen.
ET PA **Educational Technology Device Predisposition Assessment** (derzeit nicht in Deutsch verfügbar)	**Pädagogik und Bildung** (Erreichung pädagogischer Ziele) Das ET PA mit seinen 43 Items wurde erstellt, um Studenten und Pädagogen in 4 Schlüsselbereichen zu bewerten: 1. Bildungsziele und Bedürfnisse 2. bestimmte Bildungshilfsmittel nach Beobachtungen 3. psychosoziale Umwelt, in der das Hilfsmittel genutzt werden soll 4. Bildungs-, Lernstil und Bevorzugungen.
HCT PA **Healthcare Technology Device Predisposition Assessment** (derzeit nicht in Deutsch verfügbar)	**Medizin und Pflege** (Erhaltung der Gesundheit, Schmerzlinderung etc.) Das HCT PA ist eine Checkliste zur Analyse von gesundheitlichen Problemen, Gesundheitshilfsmitteln, voraussichtlichen Folgen des HCT-Gebrauchs, persönlichen Problemen, signifikanten Einstellungen.
SOTU **Survey of Technology Use** (derzeit nicht in Deutsch verfügbar)	**Übersicht über den Gebrauch von Technik** Das SOTU befasst sich mit den momentanen Erfahrungen und Empfindungen hinsichtlich Technik und Hilfsmitteln. Die Klienten werden gebeten, in einer Checkliste von 29 Items alle technischen Geräte und Hilfsmittel aufzulisten, die sie verwenden und bei deren Gebrauch sie sich wohlfühlen. Diese Informationen dienen dazu, auf vertraute Hilfsmittel und Fähigkeiten aufzubauen und diese zu nutzen. Des Weiteren werden persönliche Angaben zu Vorlieben, allgemeiner Stimmung und sozialer Partizipation erbeten, die einen positiven Einfluss auf den Hilfsmittelgebrauch haben.
WT PA **Workplace Technology Device Predisposition Assessment** (derzeit nicht in Deutsch verfügbar)	**Arbeitswelt und Arbeitsplatz** (Einführung neuer Technologien und Training der Anwendung) Die 28 Items des WT PA befassen sich mit den Hauptmerkmalen des vorgeschlagenen Hilfsmittels, mit der Person oder dem Angestellten und dem Arbeitsplatz.

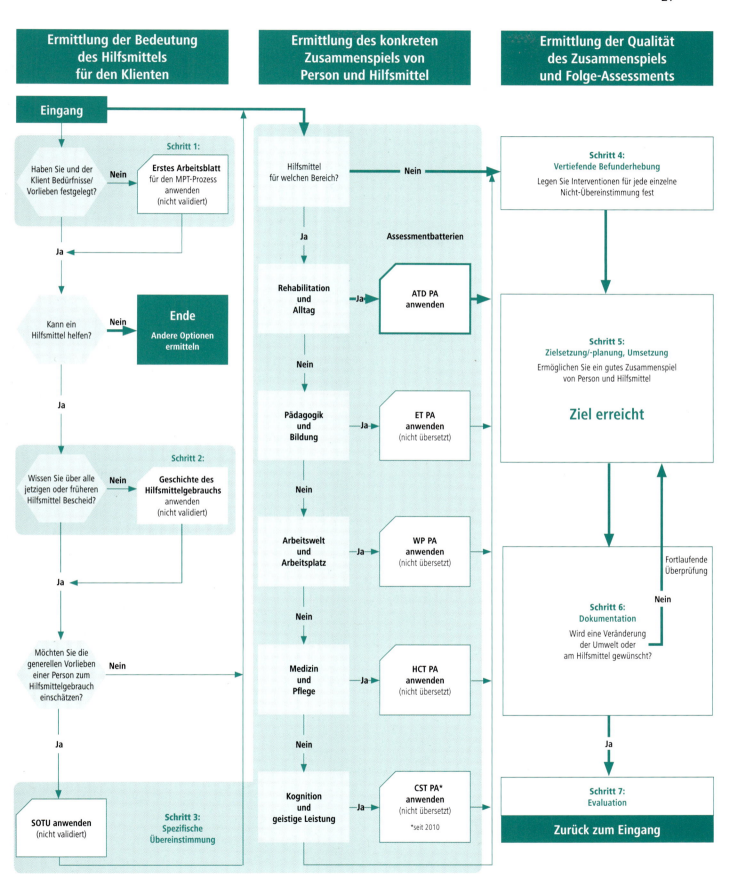

Abb. 9: Flussdiagramm zur Veranschaulichung der Vorgehensweise des MPT-Prozesses (neu adaptiert durch Ly Cam, 2014)

2.6 MPT-Modell und die ICF

Die ICF stellt die Klassifikation der funktionalen Gesundheit mit ihren Beeinträchtigungen dar und basiert auf dem biopsychosozialen Modell* (Schuntermann, 2009). Sie ist nach den Rehabilitationsrichtlinien in Deutschland seit 2004 verpflichtend in der Rehabilitation einzusetzen (ebd.). Laut Scherer (2004) ist die ICF mit einigen Assessments des MPT kompatibel.

Sowohl das ältere fünfschrittige als auch das aktuell gültige siebenschrittige Prozessmodell des MPT ist mit der ICF kompatibel (Centers for Disease Control and Prevention, o.J.). Innerhalb des Prozesses werden die unterschiedlichen Bereiche der ICF in den einzelnen Abschnitten des ATD PA aufgegriffen (siehe Kap. 3.2 „Aufbau des ATD PA" [amerikanisches Original]).

Die wesentlichen Merkmale des siebenschrittigen MPT-Prozesses sind im Abschnitt 2.5 „Aufbau des MPT-Prozessmodells" beschrieben.

2.7 Praktischer Einsatz des MPT-Modells

Bis dato liegen nur wenige Informationen über die Anwendung des MPT und des ATD PA vor. Da die Evaluation der Modelle und Assessments vorwiegend in den USA durchgeführt wurde, ist sie nicht auf den europäischen Kontext übertragbar (Bernd et al., 2009).

Über Marcia J. Scherer konnten die Verfasserinnen im Rahmen der Recherchen für die Bachelorarbeit 2009 Kontakt zu den beiden forschenden amerikanischen Ergotherapeutinnen P. Wielandt und S. Zapf aufnehmen, die ihre Arbeit mit dem MPT und dem ATD PA erläuterten. So nutzen einige Einrichtungen den MPT-Prozess, um eine adäquate Übereinstimmung der Klientenbedürfnisse mit dem empfohlenen Hilfsmittel zu erreichen. Bisher liegen jedoch keine Statistiken vor (Bruckmann et al., 2009a).

Darüber hinaus gibt es eine pädiatrische Version des ATD PA – die sogenannte „Matching Assistive Technology to Child – School Version" (MATCH-SV), die im schulischen Bereich angewendet wird. Diesbezüglich berichteten Wielandt und Zapf von einer zu diesem Zeitpunkt aktuellen Studie mit 11 teilnehmenden Schulen. Bisher wurden dazu keine Ergebnisse veröffentlicht.

In Deutschland wurde das ATD PA bisher im Rahmen der beiden Bachelorarbeiten mit Klienten durchgeführt. Entsprechende Studien und bestehende Forschung zur Wirksamkeit des ATD PA werden in Kapitel 6 „Forschung & Wirksamkeit" näher erläutert.

Weitere Informationen zum MPT-Modell und seinen Assessments finden Sie auf der Homepage des Instituts von Marcia J. Scherer:
http://www.matchingpersonandtechnology.com

3 Assistive Technology Device Predisposition Assessment (ATD PA)

Im folgenden Kapitel wird das ATD PA erläutert.

3.1 Vorstellung des ATD PA am amerikanischen Original

Das ATD PA ist eines von insgesamt sechs Assessments, die im Rahmen des MPT-Modells entwickelt wurden (siehe Tab. 1, S. 26).

Es basiert auf der klientenzentrierten Sichtweise und ermöglicht dadurch nicht nur die Erhebung personenbezogener Faktoren, sondern auch die der sozialen Umwelt und evtl. Barrieren (Scherer, Coombs & Merbitz, 2004).

Im Hinblick auf die Charakteristika der Person, der Eigenschaften, der Technologie, der Umwelt und der Kultur unterstützt das ATD PA eine adäquate Hilfsmittelauswahl/-beratung und ermöglicht eine Hilfsmittelspezifizierung (Scherer et al., 2004). Weiterhin gibt es Aufschluss über mögliche Interventionsansätze (Scherer, 2008b).

Die Validität* und Reliabilität* des Assessments wurden an verschiedenen Personengruppen sichergestellt (Scherer & Sax, 2010).

Das Assessment kann als Unterstützung für die Therapie- und Zielplanung sowie zur Evaluation genutzt werden, um eine optimale Hilfsmittelnutzung zu ermöglichen und eine mögliche Nichtnutzung frühzeitig zu erkennen oder ggf. zu verhindern (Scherer, 2003, rev. 2007).

Das ATD PA beruht auf einer idiografischen Messung und berücksichtigt bei der Erhebung von Daten eine Vielzahl individueller Faktoren (Scherer, 2009). Es dient zur Strukturierung der Daten und bietet eine übersichtliche und prozessbegleitende Dokumentation. In Verbindung mit der ICF stellt das ATD PA eine Grundlage für eine interdisziplinäre und einheitliche Kommunikation und Arbeitsweise dar (Scherer, 2008a).

Im Unterschied zu den gängigen nomothetischen Messungen* können individuelle und personenbezogene Ergebnisse ermittelt werden (Scherer, 2003, rev. 2007).

Es kann bei Klienten mit jeglichen Beeinträchtigungen in allen Altersgruppen, in allen Umgebungen und Settings eingesetzt werden (siehe Kap. 6 „Forschung & Wirksamkeit").

Das ATD PA erfasst:
- Fähigkeiten, Bedürfnisse und Vorlieben des Klienten
- persönliche Lebenseinstellung, Stärken und Motivation des Klienten
- die Bereitschaft des Klienten, ein Hilfsmittel zu nutzen
- die Erwartungshaltung des Klienten im Hinblick auf das Hilfsmittel
- Daten über Einstellung und Selbstbild des Klienten
- Daten der Umwelt, in der das Hilfsmittel zum Einsatz kommt
- Daten, über welche wünschenswerte Funktionen das Hilfsmittel aus Sicht des Klienten verfügen sollte

Das ATD PA wird auch bei bereits vorhandener Hilfsmittelversorgung zur Ermittlung des weiteren Hilfsmittelbedarfs eingesetzt.

Laut Scherer (2003, rev. 2007) gelten folgende Anwendungskriterien. Die Anwendung des ATD PA kann:
- schriftlich erfolgen
- als Interview, Teilinterview oder als Interviewleitfaden durchlaufen werden
- in einzelnen Auszügen oder Abschnitten verwendet werden

Die vorgegebenen Sequenzen, in denen das ATD PA die jeweiligen Bereiche ermittelt, lassen dem Anwender flexible Anwendungsmöglichkeiten. Je nach institutionellen Bedingungen und zeitlichem Rahmen können die relevanten Bereiche extrahiert und gezielt erfasst werden (Bruckmann et al., 2009a).

Bei der Anwendung als Interview oder gar als Interviewleitfaden ist der Anwender frei darin, die Wortwahl an das Verständnis des Klienten anzupassen, solange der Sinn und das Konzept erhalten bleiben (Scherer, 2003, rev. 2007).

Das neu adaptierte Flussdiagramm (Abb. 9), das den Prozess des MPT-Modells schematisch darstellt, beschreibt den Anwendungsverlauf von den Eingangsformularen bis hin zum Entscheidungsprozess und der letztendlichen Auswahl des geeigneten Assessments. Daraus erschließt sich der Einsatz des ATD PA im Hilfsmittelbereich (Bruckmann et al., 2009a).

3.2 Aufbau des ATD PA

Die nachfolgende Erläuterung des ATD PA und seiner Formulare orientiert sich am amerikanischen Original. Tabelle 2 listet die beschriebenen Formulare in der ersten Spalte links auf.

Das ATD PA beinhaltet Fragebögen für den Klienten und für die behandelnde Fachkraft. Die Bögen können jeweils vom Klienten oder der Fachkraft ausgefüllt werden, aber auch ein gemeinsames Ausfüllen ist möglich.
Je nach Gegebenheit können die Formulare auch von erweiterten Klienten*, z. B. einem Familienangehörigen, ausgefüllt werden.

Bewertungen erfolgen über eine Likert-Skala* von 1 bis 5 oder durch Ankreuzen der Antwortmöglichkeiten „Ja" oder „Nein". Individuelle Beobachtungen und Daten können ebenfalls auf den Formularen vermerkt werden.
Die Befragungen sind unterteilt in die Abschnitte A, B, C und D und sind an die Bereiche der ICF angelehnt (Scherer & Sax, 2010, S. 238-239).
Die Items des Abschnitts A orientieren sich am Bereich der Körperfunktionen (b) der ICF.
Die Items des Abschnittes B decken den Bereich des Wohlbefindens und der Lebensqualität ab. Sie sind zu vergleichen mit den Ebenen der Aktivitäten und der Partizipation (d) nach der ICF.

Die Items des Abschnitts C ermitteln die psychosozialen Faktoren und spiegeln den Bereich der Kontextfaktoren in der ICF wider.
Der Abschnitt D behandelt die Übereinstimmung zwischen der Person und dem Hilfsmittel. Dieser Bereich kennzeichnet in der ICF die Umweltfaktoren E115-E145.

Die Fragebögen für den Therapeuten sind ebenfalls in die Abschnitte A – C unterteilt. Diese Einteilung ist jedoch nicht an die ICF angelehnt und dient lediglich der Übersichtlichkeit der Formulare.

Insgesamt besteht das amerikanische Original aus elf Formularen, die inhaltlich in drei Bestandteile gegliedert sind:
- Formulare für den Klienten
- Formulare für die Fachkraft
- Formulare zur Evaluation

3.2.1 Formulare für den Klienten

Neben den Formularen zur erstmaligen Datenerhebung verfügt das ATD PA über weitere Formulare zur Erhebung
- der Fähigkeiten und Fertigkeiten des Klienten
- seines Wohlbefindens
- seiner derzeitigen Gemütslage
- seiner Unterstützungen und Hilfsmittel
- seiner Bereitschaft zur Anwendung eines Hilfsmittels

Im amerikanischen Original beinhalten die Formulare für den Klienten 66 an die ICF angelehnte Items*. Insgesamt 54 Items dienen der Erhebung in den drei folgenden Bereichen:
- Einschätzungen der funktionellen Strukturen und Fähigkeiten (9 Items)
  (→ Bewertung durch Likert-Skala)
- Lebensqualität und individuelles Wohlbefinden in Bezug auf die ICF-Bereiche der Aktivitäten und der Partizipation (12 Items)
  (→ Bewertung durch Likert-Skala)

- Einschätzung des Befindens und der Charaktereigenschaften (33 Items). Subskalen ermitteln:
  - Gemütszustand/Stimmungslage
  - Selbstbewusstsein/Selbstwert
  - Selbstbestimmung/Entschlossenheit
  - Selbstständigkeit
  - Unterstützung/Ressourcen im familiären Umfeld
  - Unterstützung/Ressourcen von Freunden und Bekannten
  - Zuversicht/Vertrauen in Therapeuten und Compliance gegenüber Therapien
  - Generelle Motivation, Hilfsmittel zu nutzen (Abschnitt C, Ankreuzen zutreffender Aussagen)

12 Items dienen der individuellen Beurteilung der Bereitschaft, ein spezifisches Hilfsmittel zu nutzen.

Eine über Likert-Skala und Ankreuzmöglichkeit ermittelte Punktzahl von 60 und mehr lässt darauf schließen, dass ein Klient deutlich von dem Hilfsmittelgebrauch profitieren könnte (Raad, 2013).

Um eine ideale Übereinstimmung zwischen Person und Hilfsmittel zu erzielen, hält das ATD PA das Formular 4-2 Professional (Initial/Follow-up) bereit, das den direkten Vergleich zwischen den Anforderungen des Hilfsmittels und den Ressourcen der Person ermöglicht.
Es stellt die drei Komponenten (siehe Kap. 2.1 „Grundannahmen des MPT-Modells" und Abb. 3) Erwartungshaltung (Person), Hilfsmittel (Produkt) und Übereinstimmung zwischen Person und dem Hilfsmittel fest (Scherer, 2003, rev. 2007).

3.2.2 Formulare für die Fachkraft

Die Fragebögen des ATD PA für Fachkräfte bieten dem behandelnden Therapeuten und anderen Fachkräften die Möglichkeit, Beobachtungen gezielt und strukturiert zu dokumentieren.
Durch die Eingangs- und Evaluationsbögen können ebenfalls Veränderungen in der subjektiven Einschätzung des Klienten, der Faktoren der sozialen und physischen Umwelt sowie des jeweiligen Hilfsmittels festgehalten werden.

Dies ermöglicht es, über den kompletten Beratungsprozess hinweg, einen Vergleich und eine strukturierte Dokumentation von der Veränderungen innerhalb des Therapieprozesses bzw. der Hilfsmittelversorgung aufzustellen (Scherer, 2003, rev. 2007).

Für eine übersichtliche und strukturierte Dokumentation ist jeder Fragebogen mit einer Kopfzeile versehen, in die der Name des Klienten, das Hilfsmittel und das aktuelle Datum eingetragen werden. Des Weiteren kann festgehalten werden, von wem das Formular ausgefüllt wurde.

3.2.3 Formulare zur Evaluation der Veränderungen innerhalb des Hilfsmittelprozesses

Die Evaluationsbögen und ein Formular zur Ermittlung von Gründen, die zu einer Nichtnutzung (siehe Kap. 1.4 „Nichtnutzung von Hilfsmitteln") eines Hilfsmittels geführt haben, dienen zur Überprüfung und zur stetigen Dokumentation der Veränderungen innerhalb der Therapie bzw. Hilfsmittelversorgung (Scherer, 2008b).
Auch hier ist jeder Fragebogen mit einer Kopfzeile versehen, in der Name und Alter des Klienten, das aktuelle Datum, die Grobziele sowie Rehabilitationsziele eingetragen werden. Des Weiteren wird in der Kopfzeile festgehalten, wer das Formular ausgefüllt hat. Dies dient einer übersichtlichen, strukturierten und einheitlichen Dokumentation.

3.3 Vom amerikanischen Original zum deutschen ATD PA

Im Folgenden sind die ATD PA Formulare tabellarisch aufgelistet. Die unterschiedliche Anzahl der deutschen Formulare im Vergleich zum amerikanischen Original zeigt die für die Anwendung im deutschsprachigen Raum entstandenen Veränderungen des ATD PA, die sich aus den Studien von Bruckmann et al. (2009a) und Berthold et al. (2010) ergeben. In der ersten Spalte steht die amerikanische Originalversion von Marcia J. Scherer.

Tab. 2: Vergleich der ATD PA Versionen aus 2007, 2009 und 2010 (adaptiert durch Cordes & Ly Cam, 2013)

ATD PA Scherer, 2007	ATD PA Bruckmann et al., 2009a	ATD PA Berthold et al., 2010
Anzahl der Items: 66 **11 Formulare**	**Anzahl der Items: 66** **15 Formulare**	**Anzahl der Items: 66** **17 Formulare**
Eingangsformulare für den Klienten: ▪ Initial Person, Form 4-1 Consumer	Eingangsformulare für den Klienten: ▪ Eingangsbogen ATD PA Klient – Formular K-1A Klient – Formular K-1B Klient – Formular K-1C Klient	Eingangsformular für den Klienten und Therapeuten: ▪ Eingangsbogen ATD PA Klient/Therapeut – Formular K/T – 1A Klient/Therapeut – Formular K/T – 1B 1/2 und 2/2 Klient/Therapeut – Formular K/T – 1 D Klient/Therapeut
▪ Initial 2 of 2, 4-1 Device	▪ Eingangsbogen ATD PA Hilfsmittel – Formular K-2 Hilfsmittel	▪ Eingangsbogen ATD PA Hilfsmittel – Formular K/T – 1 C 1/2 und 2/2 Hilfsmittel
Evaluationsformulare für den Klienten: ▪ Follow-up Person Form 4-1 Consumer ▪ Follow-up Person Form 4-1 Consumer	Evaluationsformulare für den Klienten: ▪ Evaluationsbogen ATD PA Klient – Formular K-3 A Klient – Formular K-3 B Klient – Formular K-3 C Klient	Evaluationsformulare für den Klienten und Therapeuten: ▪ Evaluationsbogen ATD PA Klient/Therapeut – Formular K/T – 2 A Klient/Therapeut – Formular K/T – 2 B 1/2 und 2/2 Klient/Therapeut – Formular K/T – 2 E Klient/Therapeut
	▪ Evaluationsbogen ATD PA Hilfsmittel – Formular K-4 Hilfsmittel I – Formular K-5 Hilfsmittel II	▪ Evaluationsbogen ATD PA Hilfsmittel – Formular K/T – 2 C Hilfsmittel – Formular K/T – 2 D 1/2 Hilfsmittel
Eingangsformulare für den Therapeuten: ▪ Initial 1 of 2, 4-2 Professional ▪ Initial 2 of 2, 4-2 Professional	Eingangsformulare für den Therapeuten: ▪ Eingangsbogen ATD PA Fachkraft – Formular T-1 Therapeut – Formular T-2 Therapeut	Eingangsformulare für den Therapeuten: ▪ Eingangsbogen ATD PA Therapeut – Formular T – 1 Therapeut – Formular T – 2 Therapeut – Formular T – 3 Therapeut
Evaluationsformulare für den Therapeuten: ▪ Follow-Up 1 of 2, 4-2 Professional ▪ Follow-Up 2 of 2, 4-2 Professional	▪ Evaluationsformulare ATD PA Fachkraft II – Formular T-3 Therapeut – Formular T-4 Therapeut	▪ Evaluationsbogen ATD PA Therapeut – Formular T – 4 Therapeut – Formular T – 5 Therapeut – Formular T – 6 Therapeut
Aktionsplanformulare: ▪ Plan 1 of 2, 4-R ▪ Plan 2 of 2, 4-R	Formulare Allgemeine Empfehlung: – Formular AE Empfehlung I – Formular AE Empfehlung II	Formulare Allgemeine Empfehlung: – Formular AE Empfehlung I – Formular AE Empfehlung II

4   ATD PA – Nutzung in Deutschland

In diesem Kapitel wird das für die Anwendung in Deutschland modifizierte ATD PA vorgestellt. Es beginnt mit der tabellarischen Übersicht des deutschen ATD PA, danach folgen die Anleitung zum Gebrauch der Formulare und eine detaillierte Beschreibung der vorgenommenen Veränderungen.

4.1   Aufbau des deutschen ATD PA

Die folgende Tabelle bietet eine Übersicht über die Anzahl der Formulare in der deutschen Version sowie deren Titel.

Tab. 3: ATD PA deutsche Version (erstellt durch Ly Cam, 2014)

ATD PA – deutsche Version (Anzahl der Items: 66/Formulare: 9)	
Formular 1	Fähigkeitenanalyse – Abschnitt A
Formular 2	Zufriedenheitsanalyse – Abschnitt B
Formular 3	Selbsteinschätzung – Abschnitt C
Formular 4	Vergleich von Hilfsmitteln und Ermittlung der Gründe für mögliche Nichtnutzung
Formular 5	Hilfsmittelnutzung: Förderfaktoren und Barrieren
Formular 6	Vergleich der Anforderungen und der persönlichen Ressourcen
Formular 7	Ermitteln von Einflüssen auf das Zusammenspiel von Person, Hilfsmittel und Hilfsmittelnutzung
Formular 8	Allgemeine Empfehlungen
Kontaktformular	

4.1.1 Formular 1:
Fähigkeitenanalyse – Abschnitt A

Mit Formular 1 werden die Fähigkeiten des Klienten analysiert. Diese Selbsteinschätzung betrifft neun Bereiche, wie z. B. Sehen und Mobilität (Scherer, 2003, rev. 2007).

Das Formular sieht drei Teilschritte vor:

I. Schritt: Fähigkeiten des Klienten ohne Hilfsmittel in den jeweiligen Bereichen einschätzen.

II. Schritt: Bisher genutzte Hilfsmittel werden ermittelt und eingetragen.

III. Schritt: Einschätzung der Fähigkeiten mit jeweiligem Hilfsmittel in den einzelnen neun Bereichen.

Diese Analyse erfolgt durch eine Bewertung von 1 (schlecht) bis 5 (sehr gut) statt (Scherer, 2003 rev. 2007).

Im IV. Schritt erfolgt die Einschätzung, wo der Klient zukünftig Unterstützung benötigt. Diese Bewertung erfolgt durch zutreffendes Ankreuzen von „+", „0" und „–". Dabei gilt:

(+) in „Zukunft mehr Unterstützung nötig"

(0) „gleichbleibende Unterstützung nötig"

(-) „weniger Unterstützung nötig"

Abb. 10: ATD PA Formular 1 – Fähigkeitenanalyse – Abschnitt A

4.1.2 Formular 2: Zufriedenheitsanalyse – Abschnitt B

Das Formular 2 befasst sich mit der Zufriedenheit des Klienten in verschiedenen Lebensbereichen. Das erste Item „Körperpflege und Haushaltsaktivitäten" wurde aufgrund der Forschungsergebnisse von Berthold et al. (2010) um neun Tätigkeiten erweitert. Bei diesen Tätigkeiten handelt es sich um die Items des Barthel-Index. Die Studienteilnehmer wünschten sich an dieser Stelle eine detailliertere Analyse und verwiesen auf den Barthel-Index.

Die Bewertung kann von 1 (nicht zufrieden) bis 5 (sehr zufrieden) erfolgen. Anschließend wählt der Klient die drei für ihn wichtigsten Bereiche aus. Dabei erfolgt die Einordnung der Prioritäten durch die Vergabe der Nummern, d. h. eine Bewertung von 1-3, wobei 1 „am wichtigsten" bedeutet (Scherer, 2003, rev. 2007).

☐ **Ersterhebung**
☐ **Evaluation Nr.** ______

ATD PA – Assessment zur Hilfsmittelauswahl
Zufriedenheitsanalyse

Formular 2

Klient: ______ **Datum:** ______
Geburtsdatum: ______ **Geplante Evaluation:** ______
Diagnose: ______ **Ausgefüllt von:** ______

B. Wie zufrieden sind Sie momentan mit den folgenden Bereichen?
Markieren Sie für die Punkte 10–21 die zutreffende Antwort. Wählen Sie danach die drei Bereiche aus, die Ihnen am wichtigsten sind, und ordnen ihnen die Zahlen 1, 2 oder 3 zu (1 = am wichtigsten). Geben Sie hinter den drei ausgewählten Bereichen die Probleme an.

	1 für nicht zufrieden bis 5 für sehr zufrieden					
10. Körperpflege und Haushaltsaktivitäten	**1**	**2**	**3**	**4**	**5**	**Die 3 Wichtigsten**
a) Baden/duschen/Körper waschen						
b) Benutzung der Toilette						
c) Persönliche Pflege (Gesicht waschen, kämmen, rasieren, Zähne putzen)						
d) An-/Ausziehen (einschl. Schuhe binden, Knöpfe schließen)						
e) Treppen auf-/absteigen						
f) Essen und trinken						
g) Wäsche waschen						
h) Geschirr abwaschen						
i) Staub wischen						
11. Körperliches Wohlbefinden						
12. Allgemeine Gesundheit						
13. Freiheit, hinzugehen, wohin man möchte						
14. Teilhabe (Partizipation) an gewünschten Aktivitäten						
15. Bildung/Abschluss						
16. Arbeitsverhältnis/-potenzial/-ressourcen						
17. Familienbeziehungen						
18. Privatsphäre (Partnerschaft)						
19. Selbstständigkeit und Selbstbestimmung						
20. Zugehörigkeitsgefühl (soziale Umwelt)						
21. Emotionales Wohlbefinden						

Kommentare:

Abb. 11: ATD PA Formular 2 – Zufriedenheitsanalyse – Abschnitt B

4.1.3 Formular 3: Selbsteinschätzung – Abschnitt C

Dieses Formular dient zur Selbsteinschätzung der persönlichen und psychosozialen Eigenschaften des Klienten. Auf den Klienten zutreffende Aussagen, wie z. B. „Ich habe die gewünschte Unterstützung meiner Familie", werden angekreuzt. Dabei gelten Aussagen als zutreffend, wenn es regelmäßig oder häufig der Fall ist.

Die Aussagen, die selten oder nie zutreffen, werden beim Ausfüllen ausgelassen (Scherer, 2003, rev. 2007).

☐ **Ersterhebung**
☐ **Evaluation Nr.** ______

ATD PA – Assessment zur Hilfsmittelauswahl
Selbsteinschätzung

Formular 3

Klient: ______ **Datum:** ______
Geburtsdatum: ______ **Geplante Evaluation:** ______
Diagnose: ______ **Ausgefüllt von:** ______

C. Markieren Sie die Aussagen, die auf Sie zutreffen.
Markieren Sie nur *regelmäßig* oder *häufig* zutreffende Aussagen und ignorieren Sie *selten* oder *nie* zutreffende.

☐ 22. Ich habe die gewünschte Unterstützung meiner Familie.
☐ 23. Ich habe die gewünschte Unterstützung von Freunden.
☐ 24. Ich fühle mich von Therapeuten und Betreuern ermutigt.
☐ 25. Ich fühle mich von der Gesellschaft akzeptiert.
☐ 26. Ich möchte zur Schule oder Arbeit gehen.
☐ 27. Ich bin normalerweise mit meinem Leben zufrieden.
☐ 28. Ich tue, was meine Therapeuten sagen, ohne nachzufragen.
☐ 29. Ich sehe meine(n) Therapeuten auch als Freund(e) an.
☐ 30. Ich bin oft frustriert oder überwältigt.
☐ 31. Ich bin Neuem gegenüber neugierig und aufgeschlossen.
☐ 32. Ich bin entschlossen, meine Ziele zu erreichen.
☐ 33. Ich habe oft das Gefühl, wenig Privatsphäre zu haben.
☐ 34. Mein(e) Therapeut(en) weiß/wissen besser als ich, was ich brauche.
☐ 35. Ich bin diszipliniert.
☐ 36. Ich bin oft wütend.
☐ 37. Ich bin oft deprimiert.
☐ 38. Ich bin lieber allein.
☐ 39. Ich bin oft entmutigt.
☐ 40. Ich bin sehr einfallsreich.
☐ 41. Ich mag Herausforderungen.
☐ 42. Ich bin verantwortungsbewusst und verlässlich.
☐ 43. Es gibt vieles, was ich erreichen will.
☐ 44. Ich finde Technologie interessant.
☐ 45. Ich bin kooperativ.
☐ 46. Ich ziehe einen ruhigen Lebensstil vor.
☐ 47. Ich fühle mich oft isoliert und allein.
☐ 48. Ich erreiche, was ich mir vorgenommen habe.
☐ 49. Ich bin mir nicht sicher, wer ich jetzt bin.
☐ 50. Ich möchte mehr Unabhängigkeit.
☐ 51. Ich habe ein gutes Selbstwertgefühl.
☐ 52. Ich fühle mich oft unsicher.
☐ 53. Mein Leben hat einen Sinn.
☐ 54. Ich bin meist ruhig und geduldig.

Kommentare:

Abb. 12: ATD PA Formular 3 – Selbsteinschätzung – Abschnitt C

4.1.4 Formular 4:
Vergleich von Hilfsmitteln und Ermittlung der Gründe für mögliche Nichtnutzung

Dieses Formular kann zusätzlich zur Ersterhebung und Evaluation auch bei einer Nichtnutzung durchgeführt werden. Für eine schnelle und übersichtliche Dokumentation kann die Nichtnutzung in dem linken, oberen Feld angekreuzt werden. Direkt unter der Kopfzeile kann die Zielsetzung notiert werden.

Das Formular dient dazu, die Eigenschaften, die Mindestanforderungen und die Erwartungen an das Hilfsmittel herauszufinden. Des Weiteren hilft es, die drei Hilfsmittel zu vergleichen, das optimale Hilfsmittel auszuwählen sowie mögliche Gründe für eine Nichtnutzung zu ermitteln (Scherer, 2003, rev. 2007). Zunächst werden drei Hilfsmittel festgehalten und bewertet. Die Bewertung der Aussagen (A-L) und des jeweiligen Hilfsmittels erfolgt jeweils mit 1 (überhaupt nicht) bis 5 (immer). Eine Aussage ist z. B.: „Dieses Hilfsmittel hilft mir beim Erreichen meiner Ziele".

Alle Bewertungspunkte werden addiert und mit dem Höchstwert von 60 Punkten und den anderen Hilfsmitteln verglichen. Je höher die Gesamtwertung, desto besser ist die Übereinstimmung mit dem angegebenen Hilfsmittel (Scherer, 2003 rev. 2007).
Abschließend werden für das jeweilige Hilfsmittel die drei wichtigsten Bereiche angekreuzt. Diese drei Bereiche werden, wenn das Hilfsmittel ausgewählt ist, im Hinblick auf die Interventionen näher betrachtet.
Liegt eine Nichtnutzung vor, werden die Gründe dafür unter Punkt M in der Tabelle eingetragen. Unterhalb der Tabelle befinden sich vorformulierte mögliche Gründe für eine Nichtnutzung mit jeweilig zugeordneten Buchstaben.
Ein Grund könnte z. B. sein: „a. Es ist kaputt und ich kann es nicht nutzen." In diesem Fall wird in die Tabelle ein (a) eingetragen.
In die graue Spalte unterhalb der Bezeichnung Hilfsmittel 1, 2, 3 kann die Stundenanzahl des jeweiligen Gebrauchs notiert werden.

Abb. 13: ATD PA Formular 4 – Vergleich von Hilfsmitteln und Ermittlung der Gründe für mögliche Nichtnutzung

4.1.5 Formular 5:
Hilfsmittelnutzung: Förderfaktoren und Barrieren

Für eine schnelle und übersichtliche Dokumentation kann ab Formular 5 in der Kopfzeile das zutreffende Hilfsmittel eingetragen werden.

Dieses Formular dient dazu, individuelle und psychosoziale Förderfaktoren und Barrieren einzuschätzen. Der Klient und/oder der Therapeut kreuzen bei allen 22 Items das Zutreffende an.
Dabei besteht die Auswahl zwischen:

0-2 für Barrieren

3   für neutral/nicht zutreffend

4-5 für Förderfaktoren

Optisch wird der Grad der behindernden oder fördernden Faktoren durch die unterschiedliche Schattierung dargestellt.

☐ Ersterhebung ☐ Evaluation Nr. _____	ATD PA – Assessment zur Hilfsmittelauswahl Hilfsmittelnutzung: Förderfaktoren und Barrieren	Formular 5

Klient: _____ Datum: _____
Geburtsdatum: _____ Geplante Evaluation: _____
Diagnose: _____ Ausgefüllt von: _____
Hilfsmittel: _____

Zielsetzung: _____

A. Individuelle und psychosoziale Förderfaktoren und Barrieren beim Hilfsmittelgebrauch
Kreuzen Sie bei allen folgenden Punkten an, welche Förderfaktoren oder Barrieren beim Gebrauch dieses Hilfsmittels durch die Person vorhanden sind.

	Barrieren		Neutral/ nicht zutreffend	Förderfaktoren	
	1	2	3	4	5
1. Die Aufnahme des Behinderungsgrades in das Selbstbild	☐	☐	☐	☐	☐
2. Ansicht zu Barrieren/Einschränkungen	☐	☐	☐	☐	☐
3. Generelle Lebenserfahrungen	☐	☐	☐	☐	☐
4. Empfundene Kontrolle über Lebensqualität	☐	☐	☐	☐	☐
5. Erwartungen an die eigene Person	☐	☐	☐	☐	☐
6. Ausmaß der sozialen Partizipation	☐	☐	☐	☐	☐
7. Sozialisierung und Sozialkompetenzen	☐	☐	☐	☐	☐
8. Erwartungen der Familie	☐	☐	☐	☐	☐
9. Erwartungen von Freunden	☐	☐	☐	☐	☐
10. Wunsch, zur Arbeit/zur Schule zu gehen	☐	☐	☐	☐	☐
11. Kooperation mit Therapeut und Rehabilitationsplan	☐	☐	☐	☐	☐
12. Interesse an Neuem	☐	☐	☐	☐	☐
13. Sicht auf weitere Möglichkeiten	☐	☐	☐	☐	☐
14. Einstellung/Lebensauffassung	☐	☐	☐	☐	☐
15. Stimmung und Gemüt	☐	☐	☐	☐	☐
16. Grad der Selbstdisziplin und Geduld	☐	☐	☐	☐	☐
17. Wunsch, technisches Gerät zu verwenden	☐	☐	☐	☐	☐
18. Wunsch nach Unabhängigkeit	☐	☐	☐	☐	☐
19. Selbstwertgefühl	☐	☐	☐	☐	☐
20. Fähigkeiten zur Bewältigung	☐	☐	☐	☐	☐
21. Kontakt mit Technik	☐	☐	☐	☐	☐
22. Grad der Ausdrucksfähigkeit	☐	☐	☐	☐	☐
Jeweilige Gesamtsummen					

Kommentare: _____

Abb. 14: ATD PA Formular 5 – Hilfsmittelnutzung: Förderfaktoren und Barrieren

☐ Ersterhebung ☐ Evaluation Nr. _____	ATD PA – Assessment zur Hilfsmittelauswahl Vergleich der Anforderungen und der persönlichen Ressourcen	Formular 6

Klient: _____ Datum: _____
Geburtsdatum: _____ Geplante Evaluation: _____
Diagnose: _____ Ausgefüllt von: _____
Hilfsmittel: _____

Zielsetzung: _____

B. Anforderungen an das Hilfsmittel im Vergleich zu den Ressourcen der Person
Im Folgenden sind die Punkte „Anforderungen des Hilfsmittels" und „Ressourcen der Person" paarweise und aufeinander bezogen angeordnet. Beide Punkte werden in sechs unterschiedliche Bereiche eingeteilt. Bewerten Sie jedes Paar mit der entsprechenden Zahl, die die Anforderungen des Hilfsmittels und der persönlichen Ressourcen widerspiegelt.

1 = Es liegt keine Übereinstimmung vor
2 = Die Person hat Schwierigkeiten
3 = Neutral/nicht anwendbar oder wurde nicht bewertet
4 = Die Übereinstimmung ist gut, aber nicht optimal
5 = Optimale Übereinstimmung von Person und Hilfsmittel

1	2	3	4	5

Anforderungen des Hilfsmittels		Ressourcen der Person
23. Physische Voraussetzungen Wurden Eigenschaften und Funktionen des Hilfsmittels vollständig dargestellt? Wurden die Wartungsanforderungen deutlich gemacht?	☐	Hat der Nutzer realistische Erwartungen an das Hilfsmittel und die Ziele, die er durch den Gebrauch erreichen kann?
24. Körperliche/sensorische Anforderungen Sind für den Gebrauch körperliche Anforderungen nötig (z. B. Fingerfertigkeit, Hörvermögen, Sehvermögen), die angepasst werden können?	☐	Verfügt die Person über die notwendigen körperlichen/sensorischen Anforderungen oder können diese trainiert werden?
25. Kosten Liegen die Kosten des Hilfsmittels in einem für die erwartete Funktionszunahme vernünftigen Rahmen?	☐	Verfügt die Person über die Ressourcen und/oder hat sie die Unterstützung, um das Hilfsmittel zu kaufen oder zu leihen?
26. Training Sind Unterstützung und Verbesserungen für das Hilfsmittel vorhanden/nötig? Kann die Person es ausprobieren, usw., um sicherzugehen, dass ein gutes Zusammenspiel vorliegt?	☐	Hat die Person die Ressourcen und Fähigkeiten, um von dem Training und der Unterstützung/dem Hilfsmittel zu profitieren?
27. Dienstleistungserbringung Kann es rechtzeitig geliefert werden? Muss es aufgebaut oder zusammengesetzt werden?	☐	Hat die Person die Geduld, auf das Hilfsmittel zu warten? Kann die Person das Hilfsmittel und seine Funktionen bei der Lieferung verwenden?
28. Kognitive Anforderungen Braucht man für das Hilfsmittel ein(e) spezielle(s) Training/Ausbildung? Kann es an die Fähigkeiten des Nutzers angepasst werden?	☐	Hat die Person das notwendige Training und die geistigen Fähigkeiten oder kann sie darin trainiert werden?

Kommentare: _____

Abb. 15: ATD PA Formular 6 – Vergleich der Anforderungen und der persönlichen Ressourcen

Anschließend wird die Gesamtzahl der markierten Kästchen unter jeder Bewertungsnote notiert. Ein Item ist z. B. „Die Aufnahme des Behinderungsgrades in das Selbstbild" (Scherer, 2003 rev. 2007).

4.1.6 Formular 6:
Vergleich der Anforderungen und der persönlichen Ressourcen

Dieses Formular hat das Ziel, die Anforderungen an das Hilfsmittel mit den Ressourcen der Person zu vergleichen (Scherer, 2003, rev. 2007).

Auf der linken Seite des Formulars sind die Anforderungen des Hilfsmittels dargestellt, auf der rechten Seite die Ressourcen. Beide Punkte sind in sechs verschiedene Bereiche unterteilt. Der erste Bereich befasst sich z. B. mit den physischen Voraussetzungen und den realistischen Erwartungen der Person.

Alle Bereiche werden mit Noten von 1-5 bewertet, d. h., es wird angegeben, ob eine Übereinstimmung der Anforderungen und der Ressourcen vorliegt oder nicht. Die Bewertung kann von 1 „Es liegt keine Übereinstimmung vor" bis 5 „Optimale Übereinstimmung von Person und Hilfsmittel" erfolgen.

Bei diesem Vergleich ist ein umfassendes Verständnis für die Anforderungen des Hilfsmittels notwendig. Wenn der Klient problemlos in der Lage ist, eine Anforderung zu meistern oder die Anforderungen an die Person angepasst werden können, dann ist die Übereinstimmung mit 5 zu bewerten (Scherer, 2003, rev. 2007). Über der Anleitung befindet sich wieder Raum für eine ausformulierte Zielsetzung.

4.1.7 Formular 7: Einflüsse auf das Zusammenspiel von Person, Hilfsmittel und Hilfsmittelnutzung

Das siebte Formular befasst sich mit den persönlichen Einflüssen des Klienten auf das Zusammenspiel von Person, Hilfsmittel und Hilfsmittelnutzung.

Dazu dienen 12 Items, die in einer Skala von 1-5 eingestuft werden können. Dabei steht:
1 für „Nein"
3 für „Möglicherweise"
5 für „Ja"

Die Bewertungspunkte der Items werden addiert und die Summe mit dem Höchstwert von 60 Punkten verglichen. Je höher die Gesamtwertung, desto besser ist die Übereinstimmung (Scherer, 2003, rev. 2007).

Abb. 16: ATD PA Formular 7 – Einflüsse auf das Zusammenspiel von Person, Hilfsmittel und Hilfsmittelnutzung

4.1.8 Formular 8: Allgemeine Empfehlungen

Dieses Formular kann mehreren Zwecken dienen.
- Es listet Aspekte auf, die zur Begründung für ein Hilfsmittel verwendet werden können.
- Es kann auch die Begründung für weitere Behandlungen oder Geldmittel unterstützen.
- Weiter kann es als Grundlage für einen Behandlungsvertrag zwischen dem Therapeuten und dem Klienten dienen.
- Es bietet Platz, um Ideen für Interventionen zu dokumentieren.
- Es zeichnet Anfangs-, End- und Folgedaten auf (Scherer, 2003, rev. 2007).

Dabei werden die vier Bereiche (Hilfsmittel, Person, Behinderung, Umgebung/Umwelt) des ATD PA unterteilt. Diese Bereiche können nach einer Rangfolge bearbeitet werden, begonnen wird mit dem Bereich, der den wichtigsten Einfluss hat. Da in diesem Formular viel Platz für die Dokumentation von Interventionen besteht, wurde auf Kommentarzeilen verzichtet.

Abb. 17: ATD PA Formular 8 – Allgemeine Empfehlungen

4.1.9 Kontaktformular

Das Kontaktformular ist nicht nummeriert. Es dient einer verbesserten Kommunikation, indem u. a. Angaben zum Leistungserbringer, zu Hilfsmittel, Kosten und Finanzierungsgesuch notiert werden können.

In der Kopfzeile wurde auf die Angabe zum Hilfsmittel verzichtet, da dieses unter Art und Modell notiert werden kann.
Unter der Kopfzeile gibt es wieder Raum für eine ausformulierte Zielsetzung. Im unteren Bereich des Formulars besteht ebenfalls die Möglichkeit, Notizen festzuhalten. Auf Wunsch der Studienteilnehmer der Bachelorarbeit (Berthold et al., 2010) wurde das Kontaktformular separat auf einem Blatt erstellt.

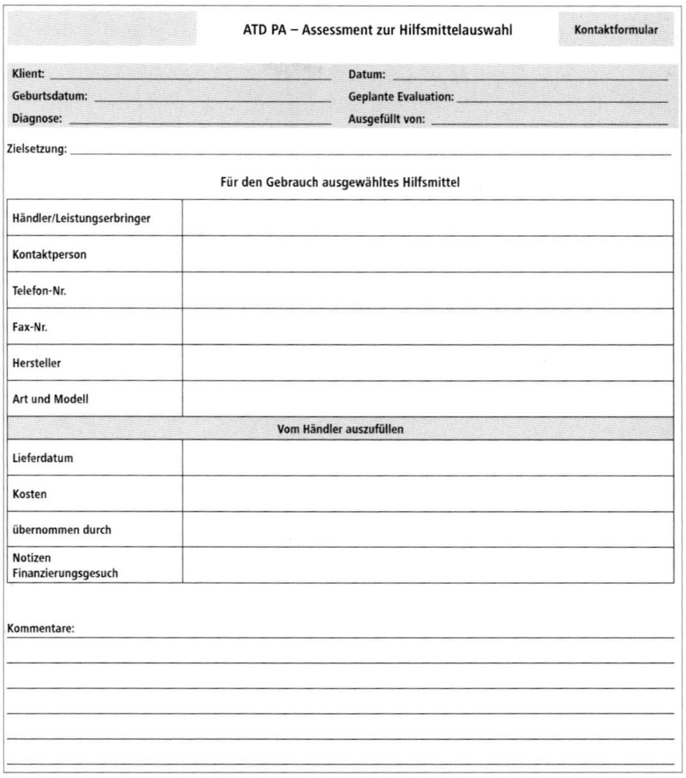

ATD PA – Assessment zur Hilfsmittelauswahl — Kontaktformular

Klient: ____ Datum: ____
Geburtsdatum: ____ Geplante Evaluation: ____
Diagnose: ____ Ausgefüllt von: ____

Zielsetzung: ____

Für den Gebrauch ausgewähltes Hilfsmittel

Händler/Leistungserbringer	
Kontaktperson	
Telefon-Nr.	
Fax-Nr.	
Hersteller	
Art und Modell	
Vom Händler auszufüllen	
Lieferdatum	
Kosten	
übernommen durch	
Notizen Finanzierungsgesuch	

Kommentare: ____

Abb. 18: Kontaktformular

4.2 Adaptionen für die Nutzung in Deutschland

Gemeinsam haben sich die Autorinnen dazu entschlossen, die aus den Studien gewonnenen Versionen des ATD PA im Sinne der Benutzerfreundlichkeit weiter zu modifizieren.

Aus den Rückmeldungen der Studienteilnehmer (Ergotherapeuten und Klienten) der ersten Studie (Bruckmann et al., 2009a) und der Studienteilnehmer der zweiten Fokusgruppe (Ergotherapeuten) der aufbauenden Studie (Berthold et al., 2010) ging hervor, dass alle Studienteilnehmer die Reduzierung der Formularanzahl wünschten. Sie sahen in der Vielzahl der Formulare ein deutliches Hindernis für die Anwendbarkeit des Assessments im beruflichen Alltag.

Das ATD PA bietet eine optimale Basis für die Hilfsmittelberatung und -versorgung, wobei die Praktikabilität im klinischen Alltag aufgrund der Vielzahl der Formulare noch nicht ausreichend ist (Berthold et al., 2010).

Um diesem wichtigen Punkt gerecht zu werden, entschieden sich die Autorinnen, die Anzahl der Formulare zu reduzieren, die Benennung der Formulare einheitlicher und das Layout übersichtlicher zu gestalten.
Basierend auf den durchgeführten Studien an der Zuyd Hogeschool wurden alle Modifizierungen ohne inhaltliche Veränderungen vorgenommen, um die Validität des Assessments weiterhin gewährleisten zu können.
Nachfolgend werden die Adaptionen detailliert beschrieben.

■ Veränderungen des Layouts
Zur einheitlichen Dokumentation und Beschriftung verfügen alle Formulare über eine einheitliche Kopf- und Fußzeile. Auf der linken Seite des Formulars kann die Ersterhebung oder die Evaluation durch Ankreuzen kenntlich gemacht werden. Außerdem kann notiert werden, wie viele Evaluationen durchgeführt wurden. Die Bezeichnung des Formulars steht in der Mitte und an der rechten Seite die Nummerierung von 1-8. „Nur" das Kontaktformular erscheint als eigenständiges Formular ohne Nummerierung.
Darunter besteht Platz zur Dokumentation des Klientennamens, des Geburtsdatums, der Diagnose, des Datums, der geplanten Evaluation und für den Namen der Person, die das Formular ausfüllt. Die Fußzeile bietet Raum für Kommentare und Notizen.
Ab Formular 5 besteht die Möglichkeit, in der Kopfzeile zusätzlich ein Hilfsmittel zu benennen.

■ Reduzierung der Seitenanzahl
Die einzelnen Eingangs- und Evaluationsformulare wurden zu einem Formular zusammengefasst, da es sich bei den Bögen jeweils um identische Formulare handelte, deren Aufbau, Fragestellungen, Items und Bewertungsmöglichkeiten identisch waren.
Des Weiteren wurde im Original das Tempus der Fragestellung unterschiedlich gehandhabt. Die Autorinnen entschieden sich dafür, für alle Items einheitlich das Präsens zu nutzen.

■ Die Kopfzeile
In der Kopfzeile kann links durch Ankreuzen kenntlich gemacht werden, ob es sich bei der Erhebung um eine Ersterhebung oder eine Evaluation handelt. Die Anzahl der durchgeführten Evaluation kann handschriftlich mit eingetragen werden.
In der Mitte der Kopfzeile steht die genaue Bezeichnung des Formulars. Dieser Titel bezieht sich auf den Formularinhalt, sodass der Anwender einen schnelleren Überblick über den konkreten Inhalt erlangt.

■ Datenverwaltung
Zur Verwaltung der für die Dokumentation wesentlichen Daten steht ein grau unterlegter Kasten zur Verfügung. Dort werden Klientendaten, das aktuelle Datum, das Datum der geplanten Evaluation und der Name der ausfüllenden Person eingetragen.

■ Verwalten von zusätzlichen Daten
Alle Formulare von 1 bis 8 halten Platz für Kommentare bereit, um Besonderheiten, Bemerkungen oder weitere Beobachtungen aufschreiben zu können.

■ Zielsetzung

Ab dem Formular 4 besteht unterhalb des grauen Kastens für die Datenverwaltung die Möglichkeit, die Zielsetzung schriftlich festzuhalten. Die Autorinnen halten den Zeitpunkt des konkreten Hilfsmittelvergleichs für geeignet, um eine konkrete Zielformulierung zu vermerken. Bis zu diesem Zeitpunkt können Ideen zur Zielformulierung auf den Formularen 1 bis 3 bei Kommentaren notiert werden.

■ Farbgebung

Die Autorinnen entschieden sich, aufgrund der Kritik von Studienteilnehmern, alle Formulare, die im Original lila bzw. grün angelegt waren, zur besseren Kopierbarkeit in Schwarz-weiß bzw. Grau zu halten.

■ Formular 3

Der Aufbau des Formulars 3 wurde der Bachelorarbeit von Bruckmann et al. (2009a) entnommen. Die erfolgte Anpassung in der Studienarbeit von Berthold et al. (2010) sah eine Umänderung der zum Teil umfangreichen Items in einzelne zutreffende Adjektive vor, z. B. wurde Item 28: „Ich tue, was meine Therapeuten sagen, ohne nachzudenken" verändert zu „fremdbestimmt".

Aufgrund der starken Abweichung von der Originalaussage und der oftmals schwierigen Reduzierung der Aussagen auf ein Adjektiv mit treffendem Inhalt wurde einheitlich entschieden, dass trotz der Aktualität der Arbeit von Berthold et al. (2010) der Fokus auf Verständlichkeit und Sinnhaftigkeit gelegt werden sollte.

■ Formular 6

In Formular 6 wurde der Punkt 25 von den Autorinnen wieder eingesetzt, da die Kosten bei einer evtl. Anschaffung einer Maßnahme zur Verbesserung des Wohnumfeldes nach § 40 Abs. 4 SGB XI (Bundesministerium der Justiz und Verbraucherschutz, o.J.) auch zum Tragen kommen und mitberücksichtigt werden müssen.

Die Punkte 26 und 27 wurden von den Autorinnen umformuliert, sodass es nun möglich ist, nur ein Formular für die Ersterhebung und Evaluation zu nutzen.

■ Das Kontaktformular

Das Kontaktformular des ATD PA wurde nicht mit einer Nummerierung versehen, da es beliebig im Verlauf der Hilfsmittelversorgung eingesetzt werden kann und explizit dem Kontakt zwischen dem Händler, wie beispielsweise dem Sanitätshaus als einem möglichen Leistungserbringer, und dem zuständigen Therapeuten dient.

5 Fallbeispiel „Frau Müller"

Im Folgenden wird das Fallbeispiel vorgestellt, das die Autorinnen als Grundlage für den modellbasierten Ansatz des MPT und des ATD PA verwenden.

Beim Behandlungs- bzw. Beratungsbeginn sind nur wenige Informationen über die Klientin Frau Müller vorhanden. Im Rahmen der Befunderhebung werden weitere Informationen zusammengetragen, um ein ganzheitliches Bild der Klientin zu erhalten.

5.1 Vorstellung der Klientin

Im Kapitel 2.1 „Grundannahmen des MPT-Modells" wurde auf die drei Basiskomponenten Person, Umwelt und Technologie/Hilfsmittel eingegangen. Die Informationen zu der Klientin Frau Müller werden zunächst anhand der ICF beschrieben und im weiteren Verlauf auf Basis des MPT-Modells betrachtet.

Personenbezogene Faktoren:
Frau Müller ist 53 Jahre alt. Sie leidet seit vier Jahren an Multipler Sklerose (MS). Frau Müller ist verheiratet und lebt mit ihrem Ehemann in einem ebenerdigen Einfamilienhaus. Sie ist seit ihrer Ausbildung zur kaufmännischen Angestellten mit 25 Stunden wöchentlich berufstätig. Derzeit ist sie aufgrund eines Schubs krankgeschrieben. Nach Beendigung der Cortison-Stoß-Therapie in einem Klinikum ist Frau Müller seit einer Woche wieder zu Hause. Neben ihrer kaufmännischen Tätigkeit führte sie bislang den Haushalt und war eine selbstständige Person. Frau Müller ging gerne nach einem langen Arbeitstag mit ihrem Mann spazieren oder besuchte an Wochenenden gute Freunde.

Umweltfaktoren:

Tab. 4: Förderfaktoren und Barrieren
(erstellt durch Cordes & Schlegel, 2014)

	Förderfaktoren +	**Barrieren −**
Familie	▪ Ehemann unterstützt Frau Müller im Haushalt und Garten ▪ Gutes Verhältnis zu den Kindern	▪ Beide erwachsenen Kinder sind berufstätig und wohnen 100 km entfernt ▪ Ehemann zwischen 7:00-18:00 Uhr aufgrund seiner beruflichen Tätigkeit außer Haus
Freunde/ Bekannte	▪ Freunde in der Nachbarschaft	
Finanzielle Gegebenheiten	▪ Finanzielle Sicherheit durch Einkommen des Ehemannes	
Bauliche Gegebenheiten	▪ Ebenerdiges Einfamilienhaus	

Gesundheitsproblem:
Die Diagnose „schubförmig teil-remittierende MS" wurde vor vier Jahre gestellt.

Körperstrukturen:
Aufgrund der MS ist es zur Schädigung der neuronalen Strukturen gekommen.

Körperfunktionen:
■ Funktionen der Muskelkraft (b730.2)
■ Funktionen des Muskeltonus (b735.2)
  – Der Muskeltonus von Frau Müller ist im Bereich der oberen und unteren Extremität erheblich herabgesetzt.
■ Funktionen der Kontrolle von willkürlichen Bewegungen (b760.3)
■ Funktionen der Bewegungsmuster beim Gehen (b770.2)

Aktivitäten und Partizipation:

- Sich in seiner Wohnung umherbewegen (d4600.3)
- Sich unter Verwendung von Geräten/Ausrüstung fortbewegen (d465.3)

Frau Müller kann sich nur wenige Schritte mit einem Gehstock fortbewegen.

Ziele von Frau Müller:

- Sich in anderen Gebäuden außerhalb der eigenen Wohnung umherbewegen
- Sich außerhalb der eigenen Wohnung und anderen Gebäuden umherbewegen
- Sich waschen
- Sich kleiden
- Mahlzeiten vorbereiten

5.2 Wie würde das MPT-Modell Frau Müller betrachten?

MPT-Modell: Basiskomponente Person

Alter	53 Jahre
Geschlecht	weiblich
Anpassungsfähigkeit	sie passt sich den Gegebenheiten und der Situation ihrer Erkrankung adäquat an, motiviert, psychisch stabil
Funktionelle Bedürfnisse	selbstständige Fortbewegung, Selbstversorgung, Haushaltsführung
Lebensstil	verheiratet, zwei erwachsene Kinder, Wunsch nach Unabhängigkeit, gut eingebunden im sozialen Umfeld, gerne in Gesellschaft von Freunden, aufgeschlossen und an neuen Dingen interessiert

MPT-Modell: Basiskomponente Umwelt

Physische Umwelt	ebenerdiges Einfamilienhaus
Kulturelle Umwelt	deutsch
Körperliche Umwelt	Ehemann lebt mit im Eigenheim, Freunde in der Nachbarschaft
Politische Umwelt	Frau Müller ist gesetzlich krankenversichert, lebt im Bundesland Nordrhein-Westfalen, Deutschland, Anrecht auf Hilfsmittel auf Grundlage des SGB V, MS ist als Erkrankung in Deutschland anerkannt
Ökonomische Umwelt	gesicherte finanzielle Situation durch Berufstätigkeit des Ehemanns

MPT-Modell: Basiskomponente Technologie/ Hilfsmittel

Bisherige Hilfsmittel von Frau Müller sind ein Gehstock sowie eine Knöpfhilfe. Da diese Basiskomponente aufgrund der aktuellen Beeinträchtigungen der Klientin durch die Anwendung des ATD PA neu ermittelt wird, wird diese Komponente erst beim Ausfüllen von Formular 4 und der Konkretisierung eines spezifischen Hilfsmittels definiert.

Während der Beratung durchläuft der Therapeut mit der Klientin Frau Müller den MPT-Prozess, der wie in Kapitel 3 beschrieben in sieben Schritte aufgeteilt ist. Derzeitig liegt nur das ATD PA in deutscher Sprache vor, sodass einige Schritte des MPT-Prozesses entfallen.

Das folgende angepasste Flussdiagramm zeigt den auf den deutschsprachigen Raum zugeschnittenen Anwendungsprozess des MPT-Modells.

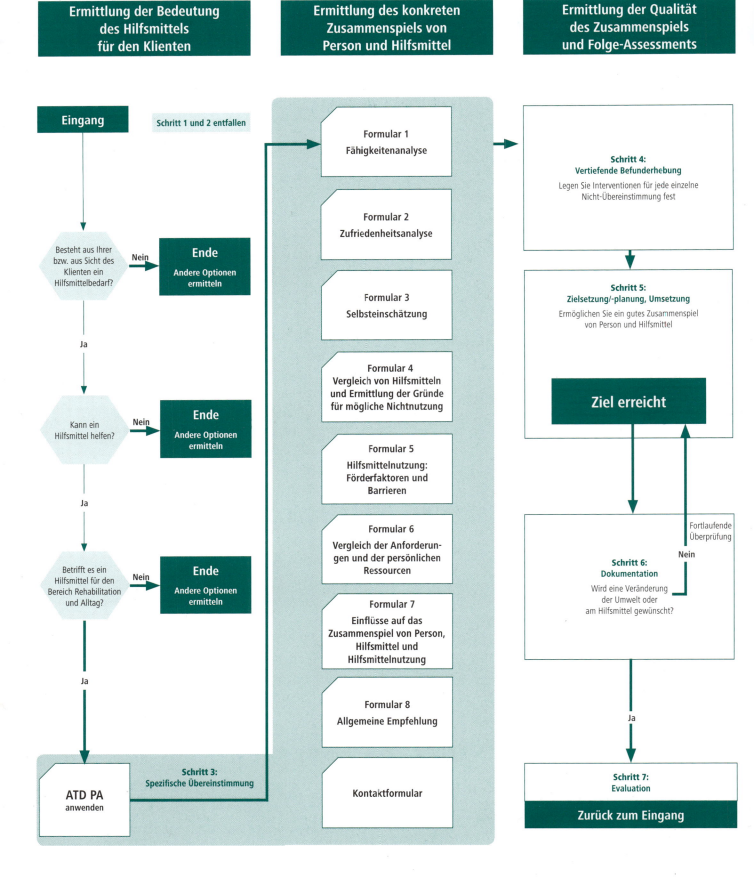

Abb. 19: Flussdiagramm zur Veranschaulichung der Vorgehensweise des MPT-Prozesses in Deutschland (erstellt durch Ly Cam, 2014)

5.2.1 MPT-Prozess – Schritt 3: Spezifische Übereinstimmung

An dieser Stelle füllt der Therapeut das ATD PA gemeinsam mit Frau Müller aus. Exemplarisch durchläuft Frau Müller im Fallbeispiel alle acht ATD PA Formulare.

5.2.1.1 ATD PA Formular 1 – Fähigkeitenanalyse

Frau Müller wird gebeten, die Bereiche 1. bis 9. zu betrachten und diese Fähigkeiten in der Spalte I. „ohne Hilfsmittel" zu bewerten.

Die Fähigkeitenbereiche:
1. Sehen
2. Hören
3. Sprache
4. Kognition

werden von Frau Müller als unproblematisch beschrieben und mit „4" bzw. „5" bewertet.

Frau Müller identifiziert Beeinträchtigungen in den Bereichen:
5. Körperliche Kraft/Ausdauer
6. Einsatz untere Extremität
7. Handgebrauch/Greiffunktion
8. Einsatz obere Extremität
9. Mobilität

Sie bewertet die Fähigkeitenbereiche 5. bis 9. durch Ankreuzen der Spalte „2".

Zu ihren bisherigen Hilfsmitteln zählt sie einen Gehstock und eine Knöpfhilfe.
Der Gehstock wird als Hilfsmittel in die Spalte II. „Bezeichnung der Hilfsmittel" zu den entsprechenden Bereichen 5., 6. und 9. eingetragen. Frau Müller bewertet nun erneut ihre Fähigkeiten im Zusammenhang mit der Nutzung des Gehstocks und stuft diese in der Spalte III. „mit vorhandenem Hilfsmittel" mit jeweils einem Kreuz bei „3" ein.
So verfährt sie auch mit dem Eintragen und Bewerten der Knöpfhilfe im jeweiligen Bereich 7. und 8.

Aufgrund des chronisch-progredienten* Verlaufes ihrer Erkrankung schätzt Frau Müller ein, dass sie in Zukunft mehr Unterstützung in allen fünf Bereichen benötigen wird.

Abb. 20: ATD PA Formular 1 – Fähigkeitenanalyse Fallbeispiel

5.2.1.2 ATD PA Formular 2 – Zufriedenheitsanalyse

In der Zufriedenheitsanalyse bewertet Frau Müller zunächst die Punkte 10. bis 21. durch Ankreuzen der Spalten „1"–„5". Danach markiert sie in der Spalte „Die 3 Wichtigsten" hierarchisch die jeweiligen Bereiche mit „1"–„3".
Frau Müller liegt die Beziehung zu ihrem Ehemann sehr am Herzen. Daher bewertet sie den Bereich 18. „Privatsphäre (Partnerschaft)" mit „1 am wichtigsten".
Da Frau Müller bisher damit zufrieden war, hat sie diesen Bereich bezüglich der Zufriedenheit mit „4" bewertet. Sie benötigt jedoch zurzeit mehr Hilfe von ihrem Ehemann, sodass ihre Hilfsbedürftigkeit im Vordergrund steht und sie Bedenken äußert, dass ihre Beziehung auf Dauer darunter leiden könnte.

Mit Wichtigkeit 2 markiert sie den Bereich 13. „Freiheit, hinzugehen, wohin man möchte". Bewertet hat sie die Zufriedenheit in diesem Punkt mit Ankreuzen der Spalte „1", da sie sich derzeit nur kurze Strecken mit einem Gehstock fortbewegen kann und nur unter größter Anstrengung vom Schlafzimmer zum Badezimmer (20 m) gelangt. Hinterher benötigt sie wegen der Kraftanstrengung eine Ruhepause.
Die Partizipation am Gemeinschaftsleben mit ihren Freunden in der Nachbarschaft ist ihr aufgrund der beeinträchtigten Gehfähigkeit nicht möglich.

Der 3. wichtige Punkt ist für sie 10.d „An-/Ausziehen". Da sie derzeit trotz Knöpfhilfe Schwierigkeiten hat, Knöpfe zu schließen und sich Schuhe und Strümpfe nicht selbstständig an- und ausziehen kann, bewertet sie die Zufriedenheit mit „2".

Abb. 21: ATD PA Formular 2 – Zufriedenheitsanalyse Fallbeispiel

5.2.1.3 ATD PA Formular 3 – Selbsteinschätzung

Frau Müller schätzt sich in diesem Formular als eine von der Familie (22.) und den Therapeuten (24.) ermutigte und unterstützte, von der Gesellschaft (25.) akzeptierte und aufgeschlossene Person (31.) ein. Sie hat wenig Erfahrungen mit Hilfsmitteln, findet Technologien aber interessant (44.) und ist entschlossen, ihre Ziele/Vorgenommenes zu erreichen (32. und 48.). Insgesamt gesehen ist Frau Müller offen, aber auch ruhig und geduldig (54.). Trotz ihrer offenen Art fühlt sie sich jedoch auch hin und wieder isoliert und alleine (47.). Aus diesem Grund wünscht sich Frau Müller mehr Unabhängigkeit (50.).

Abb. 22: ATD PA Formular 3 – Selbsteinschätzung Fallbeispiel

5.2.1.4 ATD PA Formular 4 – Vergleich von Hilfsmitteln und Ermittlung der Gründe für mögliche Nichtnutzung

Basierend auf den bisher gesammelten Informationen werden von Frau Müller gemeinsam mit dem Therapeuten drei Ziele nach SMART* formuliert.

1. Frau Müller bewegt sich innerhalb von drei Wochen selbstständig mit dem geeigneten Hilfsmittel vom Schlafzimmer zum Badezimmer fort, ohne hinterher eine Pause zu benötigen.
2. Frau Müller besucht innerhalb von fünf Wochen mit dem geeigneten Hilfsmittel und einer Pause selbstständig ihre Freunde in der Nachbarschaft und ist dadurch in der Lage, am Gemeinschaftsleben teilzuhaben.
3. Frau Müller zieht sich innerhalb von drei Wochen mit den geeigneten Hilfsmitteln selbstständig an/aus.

Aufgrund dieser Zielsetzungen wird das Formular 4 entsprechend oft ausgefüllt (in diesem Fall dreimal, da drei Ziele), um Hilfsmittel mit dem gleichen Ziel zu vergleichen.

Exemplarisch wird das 1. Ziel spezifischer betrachtet. Bisher nutzt Frau Müller einen Gehstock für kurze Strecken und benötigt im Nachhinein eine Ruhepause.
Zu vergleichende Hilfsmittel sind:
Hilfsmittel 1: Gehstock
Hilfsmittel 2: Rollator
Hilfsmittel 3: Rollstuhl

Die drei für sie wichtigsten Punkte markiert Frau Müller in der Spalte „X" mit einem „X". Hierbei markiert sie für sich A = „Dieses Hilfsmittel hilft mir beim Erreichen meiner Ziele.", D = „Ich fühle mich beim Gebrauch dieses Hilfsmittels sicherer" und F = „Ich habe die Fähigkeiten und Ausdauer, um dieses Hilfsmittel ohne Unbehagen, Stress und Ermüdung zu verwenden."

Aufgrund ihrer bisherigen Möglichkeiten erzielt der Rollator die höchste Punktzahl, insbesondere bei den von ihr mit X markierten Punkten.

Der Rollator hilft Frau Müller beim Erreichen ihrer Ziele (A), sie fühlt sich durch den Gebrauch und die Funktionen des Hilfsmittels sicherer (D) und sie hat die Fähigkeiten, den Rollator mit wenig Ermüdung zu verwenden (F).

Der Gehstock steht an zweiter Stelle, da sie sich beim beidhändigen Abstützen am Rollator (D) sicherer fühlt und die Fortbewegung mit dem Stock größere Ermüdung mit sich bringt (F).

Der Rollstuhl erreicht die niedrigste Punktzahl, da Frau Müller nicht die Fähigkeiten und Ausdauer hat, ihn ohne Unbehagen und Ermüdung zu verwenden (F), und sie sich sowohl bei ihrer Familie (I), ihren Freunden (J) und in der Öffentlichkeit (L) befangen und unwohl fühlen würde.

Das geeignete Hilfsmittel scheint bei Frau Müller demnach der Rollator zu sein, er wird im Folgenden als Basiskomponente „Technologie/Hilfsmittel" näher erläutert:

Basiskomponente Technologie/Hilfsmittel

Betätigung	der Rollator ermöglicht Frau Müller das selbstständige Fortbewegen vom Schlafzimmer zum Badezimmer und die Bewältigung von Wegen zu den Freunden in der Nachbarschaft
Kosten	die Kosten für den Rollator werden von der GKV übernommen
Verfügbarkeit	lieferbar
Erscheinungsbild	silbermetallic, schwarze Griffe, stabil, modern
Komfort	leichtgängig, leicht bedienbare Bremsen, Sitzfläche für Ruhepausen, Korb zum Transportieren von Gegenständen, höhenverstellbare Griffe

Sollte sich in dem Zeitraum bis zum Erreichen des Ziels herausstellen, dass das ausgesuchte Hilfsmittel nicht genutzt wird, wird das Formular 4 erneut eingesetzt, um den Grund für die Nichtnutzung zu ermitteln. Hierfür wird der passende Grund (a.-l.) in die Zeile M eingetragen.

Abb. 23: ATD PA Formular 4 – Vergleich von Hilfsmitteln und Ermittlung der Gründe für mögliche Nichtnutzung Fallbeispiel

5.2.1.5 ATD PA Formular 5 – Hilfsmittelnutzung: Förderfaktoren und Barrieren

Frau Müllers Familie zeigt ein gutes Verständnis für die Erkrankung, sodass sie keine Erwartungen an Frau Müller stellt, die sie nicht erfüllen kann (8.). Frau Müller hat einen hohen Grad an Selbstdisziplin und Geduld (16.) sowie den großen Wunsch, unabhängig zu sein (18.). Sie hat Interesse an neuen Dingen (12.) und eine positive Lebenseinstellung (14.). Daher konnten keine individuellen und psychosozialen Barrieren festgestellt werden. Alle 22 Items konnten mit „Neutral" bis „Förderfaktoren" angekreuzt werden.

5.2.1.6 ATD PA Formular 6 – Vergleich der Anforderungen und der persönlichen Ressourcen

Die Übereinstimmung zwischen den Anforderungen des Hilfsmittels und den Ressourcen der Person (Frau Müller) können in den Punkten 23. bis 28. durchweg mit „4" und „5" bewertet werden. So verfügt Frau Müller z. B. über die notwendigen körperlichen Anforderungen (24.) und geistigen Fähigkeiten (28.), um das Hilfsmittel zu nutzen. Sie ist mit den Eigenschaften und Funktionen des Hilfsmittels vertraut und hat realistische Erwartungen an den Rollator (23.).

Abb. 24: ATD PA Formular 5 – Hilfsmittelnutzung: Förderfaktoren und Barrieren Fallbeispiel

Abb. 25: ATD PA Formular 6 – Vergleich der Anforderungen und der persönlichen Ressourcen Fallbeispiel

5.2.1.7 ATD PA Formular 7 – Einflüsse auf das Zusammenspiel von Person, Hilfsmittel und Hilfsmittelnutzung

Die 12 Einflüsse können alle mit (Ja = 5) beantwortet werden.

☒ Ersterhebung ☐ Evaluation Nr. _____	ATD PA – Assessment zur Hilfsmittelauswahl Einflüsse auf das Zusammenspiel von Person, Hilfsmittel und Hilfsmittelnutzung	Formular 7

Klient: *Frau Müller* — Datum: *07.04.2014*
Geburtsdatum: *03.02.1961* — Geplante Evaluation: *19.05.2014*
Diagnose: *schubförmig teilremittierende MS* — Ausgefüllt von: *Frau Schmitz*
Hilfsmittel: *Rollator*

Zielsetzung: *Frau Müller bewegt sich innerhalb von drei Wochen selbstständig mit dem geeigneten Hilfsmittel vom Schlafzimmer zum Badezimmer fort, ohne hinterher eine Pause zu benötigen*

C. Einflüsse auf das Zusammenspiel von Person und Hilfsmittel und den erfolgreichen Hilfsmittelgebrauch
Beantworten Sie die unten stehenden Fragen.

	Nein	Möglicherweise			Ja
	1	2	3	4	5
29. Hat der Nutzer Ziele, bei denen er davon ausgeht, sie mit dem Hilfsmittel besser oder leichter zu erreichen als mit anderen Alternativen?					X
30. Glaubt der Nutzer, dass der Hilfsmittelgebrauch zu einer besseren Lebensqualität geführt hat?					X
31. Weiß der Nutzer, wie er das Hilfsmittel und seine Funktionen nutzt?					X
32. Fühlt sich der Nutzer körperlich, emotional und sozial sicher beim Gebrauch des Hilfsmittels?					X
33. Fügt sich der Hilfsmittelgebrauch in die Handlungen und Tagesabläufe des Nutzers ein?					X
34. Kann das Hilfsmittel mit wenig oder ohne Unbehagen, Stress und Ermüdung verwendet werden?					X
35. Sind Unterstützung, Hilfe und Anpassungen für den erfolgreichen Gebrauch vorhanden?					X
36. Passt das Hilfsmittel in alle relevanten Umgebungen (Auto, Wohnzimmer usw.)?					X
37. Fühlt sich der Anwender wohl (nicht befangen), wenn er das Hilfsmittel bei der Familie einsetzt?					X
38. Fühlt sich der Anwender wohl (nicht befangen), wenn er das Hilfsmittel bei Freunden einsetzt?					X
39. Fühlt sich der Anwender wohl (nicht befangen), wenn er das Hilfsmittel in der Schule oder am Arbeitsplatz einsetzt?					X
40. Fühlt sich der Anwender wohl (nicht befangen), wenn er das Hilfsmittel in der Öffentlichkeit einsetzt?					X

Kommentare:

Abb. 26: ATD PA Formular 7 – Einflüsse auf das Zusammenspiel von Person, Hilfsmittel und Hilfsmittelnutzung Fallbeispiel

5.2.1.8 ATD PA Kontaktformular

In diesem Formular werden Informationen zum zuständigen Händler und zum benötigten Hilfsmittel notiert. Diese Daten werden dann dementsprechend weitergeleitet.

Im Fall von Frau Müller werden in das Kontaktformular die Daten des zuständigen Sanitätshauses und des ausgewählten Rollatormodells mit den jeweiligen Herstellerangaben eingetragen.

	ATD PA – Assessment zur Hilfsmittelauswahl	Kontaktformular

Klient: *Frau Müller* — Datum: *07.04.2014*
Geburtsdatum: *03.02.1961* — Geplante Evaluation: *19.05.2014*
Diagnose: *schubförmig teilremittierende MS* — Ausgefüllt von: *Frau Schmitz*

Zielsetzung: *Frau Müller bewegt sich innerhalb von drei Wochen selbstständig mit dem geeigneten Hilfsmittel vom Schlafzimmer zum Badezimmer fort, ohne hinterher eine Pause zu benötigen*

Für den Gebrauch ausgewähltes Hilfsmittel

Händler/Leistungserbringer	*Sanitätshaus Mustermann*
Kontaktperson	*Frau Muster*
Telefon-Nr.	*01234 56789*
Fax-Nr.	*01234 567899*
Hersteller	*Firma XY*
Art und Modell	*Standard-Rollator XY*

Vom Händler auszufüllen

Lieferdatum	*23.04.2014*
Kosten	*120,– Euro*
übernommen durch	*zuständige Krankenversicherung*
Notizen Finanzierungsgesuch	*Einreichung des Kostenvoranschlages bei der Krankenkasse am 11.04.2014, Genehmigung erfolgt am 16.04.2014*

Kommentare:

Abb. 27: ATD PA – Kontaktformular Fallbeispiel

5.2.2 MPT-Prozess – Schritt 4

In Bezug zur Akzeptanz oder Einwilligung zur Nutzung des Rollators gibt es bei Frau Müller keine Beeinträchtigungen. Die Kosten für einen Rollator werden im Rahmen der GKV übernommen.

5.2.3 MPT-Prozess – Schritt 5

Aufbauend auf der Problemanalyse wird der Interventionsplan gemeinsam besprochen. Er besteht im Fall von Frau Müller in der Versorgung und dem Training mit dem Rollator sowohl innerhalb als auch außerhalb des Eigenheimes.

5.2.4 MPT-Prozess – Schritt 6

Der im MPT-Prozess besprochene Schritt 5 wird nun im ATD PA Formular 8 „Allgemeine Empfehlungen" niedergeschrieben.

5.2.4.1 ATD PA Formular 8 – Allgemeine Empfehlungen

In Bezug auf das ausgewählte Hilfsmittel „Rollator" für Frau Müller ergeben sich folgende Ideen für Interventionen:

Bereich Hilfsmittel	Versorgung und Training mit dem Rollator
Bereich Person	In diesem Bereich besteht derzeit keine Notwendigkeit für die Einleitung von Interventionen
Bereich Behinderung	Tonusaufbau und Kräftigung der oberen und unteren Extremitäten mit dem langfristigen Ziel der vermehrten Selbstständigkeit im ADL-Bereich
Bereich Umgebung/Umwelt:	Umgestaltung des Eigenheimes zur Begehbarkeit sämtlicher Räume mit dem Rollator

Den Interventionen wird anschließend je nach Wichtigkeit ein Rang zugeordnet, beginnend mit 1 als wichtigstem Bereich.

Im Fall von Frau Müller ergibt sich folgende Rangfolge:

Bereich Hilfsmittel	=	1
Bereich Umgebung/Umwelt	=	2
Bereich Behinderung	=	3

Als Nächstes wird für die Durchführung der Interventionen in dem Bereich, der mit Rang 1 gekennzeichnet ist, ein Plan aufgestellt. In Frau Müllers Fall ist es unter „1." die Versorgung mit dem Rollator. Unter „2." ist das Training mit dem Rollator im häuslichen Umfeld einzutragen und unter „3." das Training außerhalb des Eigenheimes. Zusätzlich wird für jeden Punkt das Anfangs- und geplante Zieldatum eingetragen, sowie ggf. Wiederholungsdaten.

Abb. 28: ATD PA Formular 8 – Allgemeine Empfehlungen Fallbeispiel

5.2.5 MPT-Prozess – Schritt 7

Nach der Durchführung der mit Frau Müller in Schritt 6 schriftlich festgelegten Interventionen dient eine erneute Anwendung des ATD PA als Evaluation, um entsprechende Veränderungen zu erfassen. Sollte zwischenzeitlich eine Nichtnutzung des Rollators eingetreten sein, sollte das Formular 4 vorzeitig wiederholt werden.

6 Forschung und Wirksamkeit

Im Rahmen der evidenzbasierten* Praxis sollten die Wirksamkeit und Anwendung eines Modells sowie eines Assessments im Arbeitsalltag heutzutage auf Studien gestützt sein. Die evidenzbasierte Praxis gewinnt im Gesundheitswesen zunehmend an Bedeutung und erfordert die Vernetzung von der Theorie zur Praxis. Hierbei leistet die Forschung einen Beitrag zur Theorienentwicklung. Die Praxis umfasst zum einen den Einbezug der Individualität des Klienten und zum anderen die Erfahrungen des jeweiligen Therapeuten.

Laut George (2009) wird der Trend zur evidenzbasierten Gesundheitsversorgung (Evidence-based Health Care) immer wichtiger für Entscheidungen über die Verordnung bzw. Kostenübernahme. Seit der Entwicklung des MPT und ATD PA wurden Studien zum Nachweis der Wirksamkeit des Modells und des Assessments durchgeführt.

Zum englischsprachigen MPT und ATD PA wurden in den USA im Zeitraum von 1992 bis zum jetzigen Zeitpunkt erfolgreich Studien zum Nachweis der Reliabilität* und Validität* durchgeführt. Die Studien beziehen sich auf unterschiedliche Klientel, wie Jugendliche mit unterschiedlichen Behinderungen (Goodman, Tiene & Luft, 2002), Erwachsene mit unterschiedlichen Behinderungen (Scherer et al., 2005), Erwachsene mit Rückenmarkverletzungen und Zerebralparese (Scherer & McKee, 1992a + b) und ältere Menschen nach Schlaganfall und unterschiedlichen Diagnosen (Graves, Scherer & Sax, 2006). In Bezug auf die Anwendbarkeit des ATD PA wurde beispielsweise festgestellt, dass Berufsgruppen, die das ATD PA nutzen, ein besseres Ergebnis der Hilfsmittelversorgung erzielen (Scherer, Craddock & MacKeogh, 2011).

Die hier genannten Studien sind nur eine Auswahl aus weiteren Forschungsarbeiten zum MPT und ATD PA. Zusätzliche Informationen zur Forschung stellt das Institute for Matching Person & Technology Inc. (incorporated) auf der Website http://matchingpersonandtechnology.com/zur Verfügung.

Die US-amerikanischen Originale MPT und ATD PA wurden in den letzten Jahren in unterschiedliche Sprachen übersetzt, z. B. ins Französische, Italienische und Koreanische (Federici & Scherer, 2012).

Laut Mapi Research Trust (Februar 2013) erfolgte für Irland zusätzlich eine sprachliche Anpassung, jedoch sind die Übersetzungen möglicherweise nicht vollkommen linguistisch validiert und bedürfen weiterer Modifikationen, um sie für Studienzwecke einsetzen zu können. Im Rahmen ihrer Studienarbeiten an der Zuyd Hogeschool wurde das Assessment 2009 ins Niederländische übersetzt (Beurskens, Drenth & van Gorp und Van de Meent & Schmetz).

Bruckmann et al. (2009a) befassten sich in ihrer Bachelorarbeit mit der inhaltlichen, sprachlichen und kulturellen Relevanz und Anwendbarkeit des ATD PA in Deutschland. Dabei wurde das Studiendesign* „Mixdesign"* verwendet. Infolgedessen wurde das ATD PA in dieser Studie unter qualitativen und quantitativen Gesichtspunkten betrachtet, da sonst eine Verzerrung der Ergebnisse bei der Vernachlässigung des quantitativen* oder qualitativen Forschungsansatzes* stattfinden könnte (Seibold, 2007). In diesem Rahmen wird der Fokus auf die Inhaltsvalidierung* gelegt. Bruckmann et al. (2009a) erhoben die Inhaltsvalidität durch eine schriftliche Befragung von Experten und Klienten, d. h., die Höhe der Validität hängt u. a. auch von der Übereinstimmung der Teilnehmer ab.

Berthold et al. (2010) befassten sich in ihrer Bachelorarbeit mit der Fragestellung, wie eine Version der deutschen Übersetzung des ATD PA aussehen sollte, damit sie von Therapeuten im beruflichen Alltag in einem zeitlich angemessenen Rahmen angewendet werden kann. Sie wählten mit der Fokusgruppe* ein qualitatives Forschungsdesign, da die individuellen Meinungen und persönlichen Erfahrungen der Studienteilnehmer erfasst und innerhalb der Datenanalyse zu einem Gesamtbild zusammengefügt werden sollten.

Fazit: Von der Theorie zur Praxis

Bei der Erhebung, der Auswahl von Hilfsmitteln und der anschließenden Evaluation zeigt die Anwendung des MPT und ATD PA eine ausreichende Zuverlässigkeit und Prognose (Scherer, 2003, rev. 2007). Die Studien weisen zudem auf, dass sowohl das MPT als auch das ATD PA für Klienten unterschiedlichen Alters geeignet sind und diagnoseunabhängig eingesetzt werden können. Somit ist eine klientenzentrierte Hilfsmittelberatung und -versorgung im Rahmen der evidenzbasierten Praxis möglich.

7 Ausblick auf die Weiterentwicklung von Modell und Assessment

Die nachfolgenden Anmerkungen sollen eine kritische Auseinandersetzung in der Betrachtung des Assessments darstellen und zur weiteren Diskussion in Bezug auf die Umsetzung und praktische Anwendung im Arbeitsalltag anregen.

Aufbauend auf Formular 1, in dem die Fähigkeiten des Klienten mit/ohne Hilfsmittel und die Unterstützung bewertet werden, wird in Formular 2 die Zufriedenheit des Klienten erfragt. Hier fällt auf, dass das Formular 2 nicht die gleichen Fähigkeiten wie das Formular 1 beurteilt, sondern es wird nach der Zufriedenheit in aktivitäts- und partizipationsbezogenen Bereichen gefragt.

Es stellt sich die Frage, wie sinnvoll und praktikabel diese Formulare sind. Die Frage nach der Zufriedenheit in aktivitäts- und partizipationsbezogenen Bereichen ist auf der einen Seite für den Klienten und Therapeuten für den weiteren Verlauf von hoher Bedeutung und notwendig. Auf der anderen Seite kann es jedoch auch zu Irritationen führen, da die Formulare 1 und 2 nicht direkt miteinander verglichen werden können. Der Vergleich ist lediglich als jeweilige Evaluation möglich.
Im Umkehrschluss wäre zu überlegen, ob es nicht sinnvoll wäre, die Fähigkeitenanalyse und die Zufriedenheitsanalyse mit den gleichen Items durchzuführen, d.h. entweder mit Körperfunktionen und/oder Aktivitäts- und Partizipationsbereichen.

Des Weiteren werden in Formular 2 die Bereiche „Körperpflege und Haushaltsaktivitäten" in einem Punkt (10.) erfragt. Um die Punkte klar voneinander abzugrenzen, wäre zu überlegen, ob das Item „Körperpflege und Haushaltsaktivitäten" in zwei Items unterteilt werden sollte.

Das Formular 4 „Vergleich von Hilfsmitteln und Ermittlung der Gründe für mögliche Nichtnutzung" hält die Möglichkeit vor, eine mögliche Nichtnutzung zu ermitteln. Das kann bei der Ersterhebung in Bezug auf das noch zu ermittelnde Hilfsmittel irritieren. Da die ATD PA Formulare nicht nur der Erhebung, sondern auch der Datendokumentation dienen, kann man die Angaben zur Nichtnutzung dazu verwenden, um aus der geringfügigen bzw. Nichtnutzung bereits vorhandener Hilfsmittel einen Beleg für die Notwendigkeit und Indikation eines neuen bzw. anderen Hilfsmittels abzuleiten.

Die Notwendigkeit eines Assessments konnte durch die Studien der Autorinnen und durch weitere Arbeiten belegt werden, es wurde jedoch auch deutlich, dass ein Assessment für den Bereich der Hilfsmittelversorgung viele Bereiche und Einflüsse abdecken muss und somit recht komplex ist. Alle therapeutischen Studienteilnehmer beider Bachelorarbeiten verwiesen darauf, dass das ATD PA einen recht hohen Zeitaufwand benötigt, um alle Formulare zu bearbeiten. Deshalb wurden die Formulare nochmals von den Autorinnen gekürzt, sodass nur noch 9 von 11 Formularen bestehen blieben. Außerdem weisen die Autorinnen nochmals ausdrücklich darauf hin, dass das ATD PA in Teilen und oder gar in Auszügen genutzt werden kann.

Über Rückmeldungen zum praktischen Einsatz des Modells und Assessments sowie Anmerkungen und Ideen freuen sich die Autorinnen.

Glossar

Biopsychosoziales Modell	„Das „bio-psycho-soziale Modell" ist ein Modell zur Darstellung der wechselseitigen Beziehungen zwischen Krankheit und Behinderung und ihren Folgen. Gesundheit und Krankheit/Behinderung werden als Ergebnis eines Zusammenspiels und/oder gegenseitiger Beeinflussung körperlicher, psychischer und sozialer Faktoren gesehen. Das bio-psycho-soziale Modell ist unter anderem Grundlage der ICF." (Deutsche Rentenversicherung, 2012-2014, Absatz 1-3).
chronisch-progredient	Chronisch: „langsam sich entwickelnd, langsam verlaufend." (Pschyrembel, 2004, S. 323). Progredient: „fortschreitend, progressiv." (Pschyrembel, 2004, S. 1480).
Clinical Reasoning	„Beschreibt den gedanklichen Prozess, mit denen Therapeuten sich ein Bild von einem Klienten machen und darüber entscheiden, was zu tun ist, um dem Individuum beim Erreichen seiner Ziele zu helfen." (Hagedorn, 2000, S. 33).
Contemporary paradigm	„The contemporary view is that occupational therapy provides individuals with opportunities to reshape their performance and their lives into new patterns that meet personal needs and desires. Core Constructs: ▪ Occupational nature of humans ▪ occupational problems/challenges ▪ occupation-based practice." (Kielhofner, 2004, S. 66). „Sehr umfangreiche, komplexe Theorien über das Wesen der Materie oder den Anfang des Universums bilden eine Art „Weltsicht". Eine von vielen akzeptierte Theorie dieser Art, die die Forschung strukturiert und die Art, wie die Menschen die Welt sehen, tief beeinflusst, kann – wie bereits beschrieben – „Paradigma" genannt werden." (Jerosch-Herold, Marotzki, Hack & Weber, 2004, S. 8).
DIN EN ISO 9999	Bezeichnet die internationale Norm für „Hilfsmittel für Menschen mit Behinderungen – Klassifikation und Terminologie". „Sie bietet einen strukturierten Überblick über Produktbezeichnungen, die weltweit für Hilfsmittel für Menschen mit Behinderung eingesetzt werden. [...] Die DIN EN ISO 9999 umfasst ein breites Spektrum an Hilfsmitteln und berücksichtigt im Gegensatz zum GKV-Hilfsmittelverzeichnis auch Alltagsgegenstände und Hilfsmittel für den Arbeitsplatz und die Berufsausbildung. [...] Die Hilfsmittel sind nach ihrer Hauptfunktion klassifiziert. Die Klassifikation basiert auf drei Hierarchiestufen, die aus den definierten Klassen, Unterklassen und Gruppen bestehen (Institut der deutschen Wirtschaft Köln e. V., 2014, Absatz 1-3).
Empowerment	„Der Begriff Empowerment stammt ursprünglich aus dem Bereich der Psychologie und Sozialpädagogik, er lässt sich am besten mit ‚Selbstbemächtigung' oder auch ‚Selbstkompetenz' übersetzen. Empowerment umfasst Strategien und Maßnahmen, die Menschen dabei helfen, ein selbstbestimmtes und unabhängiges Leben zu führen. Durch Empowerment sollen sie in die Lage versetzt werden, ihre Belange zu vertreten und zu gestalten. [...] Im Mittelpunkt steht dabei die Stärkung der vorhandenen Potenziale der Menschen." (Bundesministerium für wirtschaftliche Zusammenarbeit und Entwicklung, 2014, Absatz 1).
erweiterter Klient	Ist ein Begriff aus dem konzeptionellen kanadischen Modell (Townsend et al., 1997, S. 96 ff) „Ist der Klient in einer akuten Phase nicht dazu in der Lage, selbst Auskunft zu geben, können eventuell Angehörige als erweiterte Klienten einbezogen werden." (Walkenhorst & Ott, 2010, S. 22).

Evidenz	Evidenz (engl. „evidence" = Nachweis, Beweis, Hinweis) „Eine ergotherapeutische Intervention gilt als evident, d. h. wissenschaftlich belegt, wenn durch möglichst hochwertige wissenschaftliche Studien belegt ist: ■ dass die Intervention ihren Zweck, nämlich das gesetzte therapeutische Ziel erreicht. ■ Sie eine möglichst große positive Wirkung hat, ■ diese positive Wirkung nicht durch interventionsfremde Faktoren mit verursacht wird." (Jehn, Scheepers & Steding-Albrecht, 2007, S. 153)
evidenzbasiert	Siehe Evidenz
Fokusgruppe	„Unter ‚Fokusgruppe' versteht man in der qualitativen Forschung eine Gruppe von Individuen, die gebeten werden, sich in einer moderierten Diskussion zu vorgegebenen Fragen zu äußern. Die Gruppendiskussion findet üblicherweise mit etwa 8-12 Teilnehmern unter Leitung eines erfahrenen Moderators statt. Dabei können die Ergebnisse der Fragerunde aufgrund der geringen Fallzahl der Befragten nie repräsentativ sein. Es lassen sich aus ihnen aber Trends ableiten. Außerdem lassen sich aus Gruppendiskussionen nicht nur Fakten im Sinne von ‚dieses Produkt gefällt oder gefällt nicht' ableiten, sondern auch die dahinterliegenden Motive." (Ärztliches Zentrum für Qualität in der Medizin, 2010, Absatz 1).
Idiographische Messung	„Idiographisch stammt aus dem griechischen ídios (ἴδιος): eigentümlich und gráphein (γράφειυ): schreiben. Idiographisch vorgehende Wissenschaften werden auch Ereigniswissenschaften genannt, weil sie die Phänomene in ihrer Besonderheit und Einmaligkeit verstehen wollen. Erkenntnisziel ist es dabei, das historisch Gegebene, wie es in der Erfahrung wahrgenommen wird, zu beschreiben." (Fakultät für Sozialwissenschaften, Universität Wien, 2012).
Inhaltsvalidierung	Laut Bortz & Döring (2009, S. 200) ist die inhaltliche Validität gegeben, wenn der Inhalt der Items das Konstrukt in seinen wichtigen Punkten umfassend erfasst.
Item	Laut Bortz und Döring (2009, S. 213-215) sind Items Fragen oder Aussagen in einem Fragebogen bzw. Aufgaben in einem Test.
Likert-Skala	„Die Likert-Skala dient im engeren Sinn dazu, die Einstellung einer befragten Person zu einem Thema zu erfassen." (Statista GmbH, o.J., Absatz 1).
Mixdesign	„Mixed Methods (im Folgenden: MM) bezeichnet im weitesten Sinne die Kombination von Elementen eines qualitativen und eines quantitativen Forschungsansatzes innerhalb einer Untersuchung oder mehrerer aufeinander bezogener Untersuchungen. Die Kombination kann sich dabei auf die zugrunde liegende wissenschaftstheoretische Position und die Fragestellung, auf die Methoden der Datenerhebung oder der -auswertung oder auch auf die Verfahren der Interpretation und der Qualitätssicherung beziehen" (Johnson, Onwuegbuzie & Turner 2007, S. 123, zitiert nach Schreier & Odag, 2010, S. 263).
Nomothetische Messung	„Nomothetisch stammt aus dem griechischen nómos (υóμος): Gesetz und thetiké (τιισέυαι): aufstellen. Nomothetisch vorgehende Wissenschaften zielen darauf ab, das Gesetzmäßige und Regelmäßige zu erforschen. Erkenntnisziel ist es dabei, das Allgemeine und Wiederkehrende zu erkennen und zu beschreiben." (Fakultät für Sozialwissenschaften, Universität Wien, 2012).
Paradigmenwechsel	„Ein solches ‚Paradigma' (eine vorherrschende Lehrmeinung) gilt so lange, bis Phänomene auftreten und neue Theorien aufgestellt werden, die mit bisherigen Lehrmeinungen (z. B. ‚die Erde ist eine Scheibe') nicht mehr vereinbar sind. Setzt sich die neue Lehrmeinung durch, spricht man von Paradigmenwechsel." (Kuhn, 2002, zitiert nach Jehn et al., 2007, S. 2).

Pilotstudie	„Als Pilotstudien werden Studien bezeichnet, für deren Planung zu wenig Information vorliegt, so dass u. a. keine Fallzahlschätzung vorgenommen werden kann. Sie dienen in der Regel dazu, Daten als Planungsgrundlage für eine folgende geplante Studie zu generieren." (Forum österreichischer Ethikkommission, 2011, S. 1).
Qualitativer Forschungsansatz	Siehe Qualitative Forschung
Qualitative Forschung	„Dinge werden, innerhalb der qualitativen Forschung, in ihrer natürlichen Umgebung untersucht. Es wird versucht, ihnen eine Bedeutung zu verleihen anhand dessen, was die Menschen damit tun." (Stein & Cutler, 2000, S. 133). Anders ausgedrückt dient die qualitative Forschung laut Bortz und Döring (2009, S. 296) der Erfahrungsrealität.
Quantitativer Forschungsansatz	Siehe quantitative Forschung
Quantitative Forschung	Laut Bortz und Döring (2009, S. 138) haben die quantitative Forschung und ihre Methodik in der empirischen Datenerhebung die Aufgabe, Ausschnitte der Realität möglichst genau zu beschreiben oder abzubilden. Dabei steht die Operationalisierung und Quantifizierung der erhobenen Merkmale im Vordergrund.
Reha-Phase C	„Behandlungs- und Rehabilitationsphase, in der die Rehabilitandinnen und Rehabilitanden bereits in der Therapie mitarbeiten können, aber noch kurativmedizinisch und mit hohem pflegerischen Aufwand betreut werden müssen." (Bundesarbeitsgemeinschaft für Rehabilitation e.V., 2013, S. 10).
Reha-Phase D	Laut Bundesarbeitsgemeinschaft für Rehabilitation e.V. (2013, S. 10) ist die Reha-Phase D die Rehabilitationsphase nach Abschluss der Frühmobilisation (Phase C). Der Patient ist hier weitestgehend selbstständig in der Verrichtung der Aktivitäten des täglichen Lebens.
reliabel	Siehe Reliabilität
Reliabilität	„Die Reliabilität (Zuverlässigkeit) gibt den Grad der Messgenauigkeit (Präzision) eines Instruments an." (Bortz und Döring, 2009, S. 196).
Setting	Laut Jehn et al. (2007, S. 194) besteht das Setting der Therapie auf der einen Seite aus der Sozialform (Einzeltherapie, Gruppentherapie) der Behandlung und auf der anderen Seite aus dem räumlich-situativen Setting (reale Umgebung, simuliertes Setting).
SMART	SMART: Zielsetzungen, die nach fünf Kriterien formuliert werden. Laut (Truecare® GmbH, 2012-2014, Absatz 4) müssen sie wie folgt sein: ■ **S**pezifisch ■ **M**essbar ■ **A**ttraktiv ■ **R**ealistisch ■ **T**erminiert
Studiendesign	„Unter dem Studiendesign versteht man in der Medizin die Gesamtheit der Vorgehensweisen im Rahmen einer Studie. Ein gutes Studiendesign versucht Einflüsse, die das Ergebnis eines Testverfahrens verfälschen können, zu verhindern." (DocCheck Medical Services GmbH, 2014, Absatz 1).
valide	Siehe Validität
Validität	„Die Validität gibt an, ob ein Test das misst, was er messen soll bzw. was er zu messen vorgibt (d. h. ein Intelligenztest sollte tatsächlich Intelligenz messen und nicht z. B. Testangst)." (Bortz und Döring, 2009, S. 200).

Literaturverzeichnis

Ärztliches Zentrum für Qualität in der Medizin. (2010). Fokusgruppe. Abgerufen von http://www.leitlinien.de/leitlinienmethodik/leitlinien-glossar/glossar/fokusgruppe

Becker, H., Meidert, U. & Maritz, R. (2013). Bedarfserhebung für ein Assessment zur Hilfsmittelversorgung bei Personen mit Rheuma – Eine Befragung von Ergotherapeuten in der Schweiz. Ergoscience, 8 (2), 46-53.

Bernd, T., van der Pijl, D. & de Witte, L. P. (2009). Existing models and instruments for the selection of assistive technology in rehabilitation practice. Scandinavian Journal of Occupational Therapy, 16 (3), 146-158.

Berthold, D., Erdmann, A. & Schlegel, J. (2010). „Hilf's zu ermitteln" – eine Studie zum Assessment ATD PA im Bereich der Hilfsmittelberatung und -versorgung (Nicht veröffentlichte Bachelorarbeit). Hogeschool Zuyd Heerlen, Niederlande.

Beurskens, J., Drenth, A. & van Gorp, P. (2009). 'Het' Dutch MPT; Geen Idee? (Nicht veröffentlichte Bachelorarbeit). Hogeschool Zuyd Heerlen, Niederlande.

Bortz, J. & Döring, N. (2009). Forschungsmethoden und Evaluation. (4. Aufl.). Heidelberg: Springer Medizin Verlag.

Bruckmann, N., Ly Cam, L., Paland, S., Signoroni, J. (2009a). ATD PA –„Eine Chance für die Hilfsmittelversorgung?!" (Nicht veröffentlichte Bachelorarbeit). Hogeschool Zuyd Heerlen, Niederlande.

Bruckmann, N., Ly Cam, L., Paland, S. & Signoroni, J. (2010). Die Hilfsmittelversorgung verbessern. Ergotherapie und Rehabilitation, 8, 18-23.

Bruckmann, N., Ly Cam, L., Paland, S. & Signoroni, J. (2009b). Vorstellung des MPT-Modells an sechs deutschen Ergotherapieschulen (Nicht veröffentlichte Projektarbeit). Hogeschool Zuyd Heerlen, Niederlande.

Bundesarbeitsgemeinschaft für Rehabilitation e. V. (2013). Phase E der neurologischen Rehabilitation Empfehlungen. Abgerufen von Bundesarbeitsgemeinschaft für Rehabilitation e. V. http://www.bar-frankfurt.de/fileadmin/dateiliste/startseite/BAREmpfPhaseE7.1.web.pdf

Bundesministerium der Justiz und für Verbraucherschutz. (o. J.). Gesetze im Internet. Abgerufen von http://www.gesetze-im-internet.de/index.html

Bundesministerium für wirtschaftliche Zusammenarbeit und Entwicklung. (2010-2014). Lexikon der Entwicklungspolitik. Abgerufen von http://www.bmz.de/de/service/glossar/E/

Centers for Disease Control and Prevention (o. J.). Spotlight on Marcia Scherer, Ph. D. Abgerufen von Centers for Disease Control and Prevention: http://www.cdc.gov/nchs/data/icd/icfmayjunspot06.pdf

Cordes, A. (2014). Schwierigkeiten und Möglichkeiten in der Hilfsmittelversorgung im Rahmen der stationären Rehabilitation. Abgerufen von Deutsche Vereinigung für Rehabilitation: http://www.reha-recht.de/fileadmin/download/foren/d/2014/D1-2014_Schwierigkeiten_und_M%C3%B6glichkeiten_in_der_Hilfsmittelversorgung_im_Rahmen_der_station%C3%A4ren_Rehabilitation.pdf

Deutsche Rentenversicherung (2012-2014). Bio-psycho-soziales Modell. Abgerufen von http://www.deutsche-rentenversicherung.de/Allgemein/de/Inhalt/3_Fachbereiche/01_sozialmedizin_forschung/01_sozialmedizin/08_sozmed_glossar/Functions/Glossar.html?lv2=238956&lv3=214972

Deutsche Vereinigung für Rehabilitation e. V. (2009). Überwindung von Problemen in der Versorgung mit Hilfsmitteln – Lösungsoptionen der DVfR. Abgerufen von Deutsche Vereinigung für Rehabilitation e. V.: http://www.dvfr.de/fileadmin/download/Schwerpunktthemen/Hilfsmittel/DVfR_L%C3%B6sungsoptionen_Hilfsmittelversorgung_Okt._2009.pdf

DocCheck Medical Services GmbH (2014). Studiendesign. Abgerufen von http://flexikon.doccheck.com/de/Studiendesign

Fakultät für Sozialwissenschaften, Universität Wien (2012). Grundlagen sozialwissenschaftlicher Methodologie: Empirische Forschung in den Sozialwissenschaften. Abgerufen von http://www.univie.ac.at/sowi-online/esowi/cp/methodologiesowi/methodologiesowi-full.html

Federici, S. & Scherer, M. J. (2012). Assistive Technology Assessment Handbook. New York: CRC Press Taylor & Francis Group.

Forum österreichischer Ethikkommissionen (2011). Richtlinie für Pilotstudien. Abgerufen von Ethik Kommission Medizinische Universität Wien: http://ethikkommission.meduniwien.ac.at/fileadmin/ethik/media/dokumente/merkblaetter/RL_Pilot.pdf

Gemeinsamer Bundesausschuss (2012). Richtlinie des gemeinsamen Bundesausschusses über die Verordnung von Hilfsmitteln in der vertragsärztlichen Versorgung. Abgerufen von Gemeinsamer Bundesausschuss: https://www.g-ba.de/downloads/62-492-599/HilfsM-RL_Neufassung_2011-12-21_2012-03-15.pdf

George, S. (2009). Ergotherapie im Arbeitsfeld Neurologie. In: C. Habermann, F. Kolster (Hrsg.). Evidenzbasierte Praxis. Stuttgart: Georg Thieme Verlag. (S. 22-37).

GKV-Spitzenverband (2013). Hilfsmittelverzeichnis. Abgerufen von http://www.gkv-spitzenverband.de/krankenversicherung/hilfsmittel/hilfsmittelverzeichnis/hilfsmittelverzeichnis.jsp

Goodman, G., Tiene, D. & Luft, P. (2002). Adoption of Assistive Technology for Computer Access among College Students with Disabilities. Disability & Rehabilitation, 24 (1-3), 80-92.

Graves, D., Scherer, M. & Sax, C. (2006). Dimensional structure of the Assistive Technology Device Predisposition Assessment. Archives of Physical Medicine and Rehabilitation, 87 (10), 25.

Hagedorn, R. (2000). Ergotherapie – Theorien und Modelle: Die Praxis begründen. Stuttgart: Georg Thieme Verlag.

Institut der deutschen Wirtschaft Köln e. V. (2014). Was ist die DIN EN ISO 9999? Abgerufen von http://www.rehadat-hilfsmittel.de/de/infothek/iso-9999/index.html

Jehn, P., Scheepers, C. & Steding-Albrecht, U. (Hrsg.). (2007). Ergotherapie Vom Behandeln zum Handeln. (3. Aufl.). Stuttgart: Georg Thieme Verlag.

Jerosch-Herold, C., Marotzki, U., Hack, B. M. & Weber, P. (2004). Konzeptionelle Modelle für die ergotherapeutische Praxis. (2. Aufl.). Berlin: Springer Verlag.

Kamps, N. (o. J.). Hilfsmittelversorgung von Pflegebedürftigen. Abgerufen von Mensch und Medien: http://www.menschundmedien.de/pflege/Inhalt-Hilfsmittel.pdf

Kelle, U. (2008). Die Integration qualitativer und quantitativer Methoden in der empirischen Sozialforschung – Theoretische Grundlagen und methodologische Konzepte. (2. Aufl.). Wiesbaden: VS Verlag für Sozialwissenschaften.

Keller, J. (2011). Assessments für die Hilfsmittelversorgung in der deutschen Ergotherapie – eine Bedarfsanalyse. (Nicht veröffentlichte Bachelorarbeit). Hochschule Osnabrück, Deutschland.

Kemper, C., Sauer, K. & Glaeske, G. (2012). BARMER GEK Heil- und Hilfsmittelreport 2012. Abgerufen von BARMER GEK: http://presse.barmer-gek.de/barmer/web/Portale/Presseportal/Subportal/Presseinformationen/Archiv/2012/120918-PK-Heil-und-Hilfsmittel-2012/PDF-Report-Heil-und-Hilfsmittel-2012,property=Data.pdf

Kielhofner, G. (2004). Conceptual Foundations of Occupational Therapy. (3. Aufl.). Philadelphia: F. A. Davis Company.

Kielhofner, G., Marotzki, U. & Mentrup, C. (2005). Model of Human Occupation (MOHO) – Grundlagen für die Praxis. Heidelberg: Springer Verlag.

Mapi Research Trust (Februar 2013). Assistive Technology Device Predisposition Assessment (ATD-PA). Abgerufen von http://www.proqolid.org/instruments/assistive_technology_device_predisposition_assessment_atd_pa?fromSearch=yes&text=yes

Mischker, A. (2010). Versorgungsforschung in Deutschland – quando vadis? (Nicht veröffentlichte Power Point Präsentation). Universität Witten/Herdecke, Deutschland.

NaFAG (o. J.). Hilfsmittel-Versorgung-Forschung. Abgerufen von http://versorgungsforschung.wordpress.com/

Pschyrembel, W. (2004). Pschyrembel Klinisches Wörterbuch. (261. Aufl.). Berlin: de Gruyter.

Pfaff, H. (o. J.). Versorgungsforschung – Begriffsbestimmung, Gegenstand und Aufgaben. Abgerufen von Presseagentur Gesundheit: http://www.pa-gesundheit.de/pdf/OPG1121/02.01-Pfaff-Versorgungsforschung.pdf

Raad, J. (2013). Rehab Measures: Assistive Technology Device Predisposition Assessment. Abgerufen von http://www.rehabmeasures.org/Lists/RehabMeasures/DispForm.aspx?ID=989

RehaKIND. (o. J.). Allgemeines zu den BEB. Abgerufen von http://m.rehakind.de/m.php?sid=10&q=beb

Scherer, M. J. (2003, rev. 2007). MPT-Original-Manual [CD-ROM]. Webster, NY: Institute for Matching Person & Technology.

Scherer, M. J. (2004). Measuring Participation and the Disability Experience with the Assistive Technology Device Predisposition Assessment. (Veröffentlichte PowerPoint-Präsentation). 10th North American Collaborating Center Conference on ICF Halifax, Canada.

Scherer, M. J. (2005). Living in the State of Stuck – How Assistive Technology Impacts the Lives of People with Disabilities. (4. Aufl.). Cambridge, MA: Brookline Books.

Scherer, M. J. (2008a). Matching Person & Assistive Technology: Beyond Access to Participation. Abgerufen von atlm: http://www.atlm.eu/images/c/c6/Scherer_Prague2008.pdf

Scherer, M. J. (2008b). Statement. Abgerufen von http://www.matchingpersonandtechnology.com

Scherer, M. J., Coombs, F. K. & Merbitz, N. H. (2004). Garbage in, garbage out: the importance of initial assessments in achieving succesful assitive technology outcomes. American Occupational Therapy Association Technology Special Interest Section Quarterly, 14, 1-4.

Scherer, M. J., Craddock, G. & MacKeogh, T. (2011). The relationship of personal factors and subjective well-being to the use of assistive technology devices. Disability & Rehabilitation, 33 (10), 811-817.

Scherer, M. J. & Glueckauf, R. (2005). Assessing the Benefits of Assistive Technologies for Activities and Participation. Rehabilitation Psychology, 50 (2), 132-141.

Scherer, M.J. & McKee, B. G. (1992a). Early Validity and Reliability Data for Two Instruments Assessing the Predispositions People Have toward Technology Use: Continued Integration of Quantitative and Qualitative Methods. Paper presented at the Annual Conference of the American Educational Research Association. San Francisco, CA, April 20-24,1992.

Scherer, M. J. & McKee, B. (Hrsg.). (1992b). Matching the Student with the Most Appropriate Assistive Technology: Evaluation of the Assistive Technology Device Predisposition Assessment (ATD PA). The Annual Conference of the American Educational Research Association. San Francisco.

Scherer, M. J. & Sax, C. (2010). Measure of Assistive Technology Predisposition and Use. In: E. Mpofu & T. Oakland (Hrsg.). Rehabilitation and Health Assessment: Applying ICF Guidelines. New York: Springer Publishing Company, LLC. 229-254.

Scherer, M. J., Sax, C., Vanbiervlit, A., Cushman, L. A. & Scherer, J. V. (2005). Predictors of assistive technology use: the importance of personal and psychosocial factors. Disability & Rehabilitation, 27 (21), 1321-1331.

Schreier, M. & Odag, Ö. (2010). Mixed Methods. In: G. Mey & K. Mruck (Hrsg.). Handbuch Qualitative Forschung in der Psychologie. Wiesbaden: VS Verlag für Sozialwissenschaften Springer Fachmedien. S. 263.

Schuntermann, M. (2009). Einführung in die ICF – Grundkurs, Übungen, offene Fragen. (2. Aufl.). Heidelberg: ecomed MEDIZIN.

Seibold, G. (2007). Quantitative versus qualitative Forschung. Norderstedt: Books on Demand.

Statista GmbH (o. J.). Statistik-Lexikon: Definition Likert-Skala. Abgerufen von http://de.statista.com/statistik/lexikon/definition/82/likert_skala/

Statistische Ämter des Bundes und der Länder (2011). Demografischer Wandel in Deutschland. Abgerufen von Statistisches Bundesamt: https://www.destatis.de/DE/Publikationen/Thematisch/Bevoelkerung/ VorausberechnungBevoelkerung/Bevoelkerungs-Haushaltsentwicklung5871101119004.pdf?__ blob=publicationFile

Stein, F. & Cutler, S. K. (2000). Clinical Research in Occupational Therapy. (4 Aufl.). Puerto Rico: Singular Thomson Learning.

The Institute for Matching Person & Technology, Inc. (2008). Matching Person and Technology. Abgerufen von http://matchingpersonandtechnology.com/

Townsend, E A., Beagan, B., Kumas-Tan, Z., Versnel, J., Iwama, M., Landry, J., Stewart, D. & Brown, J. (1997). Enabling: Occupational Therapy's core competency. In: E. A. Townsend & H. J. Polatajko (Hrsg.). Enabling Occupation II. Advancing an Occupational Therapy Vision for Health, Well-Being & Justice through Occupation. Ottawa: CAOT.

TRUECARE® GmbH PROJECT PERFORMANCE (2012-2014). Zieldefinition. Abgerufen von http://www.projektmanagementhandbuch.de/projektinitiierung/zieldefinition/Verband der Ersatzkassen e. V. (vdek). (o. J.). Hilfsmittelversorgung. Abgerufen von http://www.pqs-hilfsmittel.de/FAQ/II_Hilfsmittelversorgung.html#4

Van de Meent, L. & Schmetz, S. (2009). Implementatie van het Dutch MPT binnen de post-HBO cursus „Zuydtools" (Nicht veröffentlichte Bachelorarbeit). Hogeschool Zuyd Heerlen, Niederlande.

Verband der Ersatzkassen e. V. (vdek). (o. J.). Präqualifizierungsverfahren. Abgerufen von http://www.pqs-hilfsmittel.de/FAQ/III_Praequalifizierungsverfahren.html

Walkenhorst, U. & Ott, U. (2010). Fallbuch Ergotherapie in der Psychiatrie. Stuttgart: Georg Thieme Verlag.

Wessels, R., Dijcks, B., Soede, M., Gelderblom, G. J. & De Witte, L. (2003). Non-use of provided assistive technology devices, a literature overview. Technology and Disability, 1, 231-238.

Windisch, R. & Zoßeder, J. (Hrsg.). (2006). Sozialwissenschaften für die Ergotherapie. München: Urban & Fischer Verlag/Elsevier GmbH.

Abbildungsverzeichnis

Abbildung 1	Aufgaben von Hilfsmitteln auf den Ebenen der International Classification of Functioning, Disability and Health (adaptiert durch Cordes & Signoroni, 2013)	17
Abbildung 2	Gründe für die Nichtnutzung eines Hilfsmittels nach Wessels et al., 2003 (adaptiert durch Signoroni, 2013)	18
Abbildung 3	Gesamtabbildung des MPT-Modells (Scherer, 2005)	20
Abbildung 4	MPT: Person (Scherer, 2005)	21
Abbildung 5	MPT: Umwelt (Scherer, 2005)	21
Abbildung 6	MPT: Technologie/Hilfsmittel (Scherer, 2005)	21
Abbildung 7	Äußerer Ring (Scherer, 2005)	21
Abbildung 8	Schematische Darstellung des MPT-Prozesses (Bruckmann & Signoroni, 2013)	24
Abbildung 9	Flussdiagramm zur Veranschaulichung der Vorgehensweise des MPT-Prozesses (neu adaptiert durch Ly Cam, 2014)	27
Abbildung 10	ATD PA Formular 1 – Fähigkeitenanalyse – Abschnitt A	34
Abbildung 11	ATD PA Formular 2 – Zufriedenheitsanalyse – Abschnitt B	35
Abbildung 12	ATD PA Formular 3 – Selbsteinschätzung – Abschnitt C	35
Abbildung 13	ATD PA Formular 4 – Vergleich von Hilfsmitteln und Ermittlung der Gründe für mögliche Nichtnutzung	36
Abbildung 14	ATD PA Formular 5 – Hilfsmittelnutzung: Förderfaktoren und Barrieren	37
Abbildung 15	ATD PA Formular 6 – Vergleich der Anforderungen und der persönlichen Ressourcen	37
Abbildung 16	ATD PA Formular 7 – Einflüsse auf das Zusammenspiel von Person, Hilfsmittel und Hilfsmittelnutzung	38
Abbildung 17	ATD PA Formular 8 – Allgemeine Empfehlungen	38
Abbildung 18	Kontaktformular	39
Abbildung 19	Flussdiagramm zur Veranschaulichung der Vorgehensweise des MPT-Prozesses in Deutschland (erstellt durch Ly Cam, 2014)	44
Abbildung 20	ATD PA Formular 1 – Fähigkeitenanalyse Fallbeispiel	45
Abbildung 21	ATD PA Formular 2 – Zufriedenheitsanalyse Fallbeispiel	46
Abbildung 22	ATD PA Formular 3 – Selbsteinschätzung Fallbeispiel	47
Abbildung 23	ATD PA Formular 4 – Vergleich von Hilfsmitteln und Ermittlung der Gründe für mögliche Nichtnutzung Fallbeispiel	48
Abbildung 24	ATD PA Formular 5 – Hilfsmittelnutzung: Förderfaktoren und Barrieren Fallbeispiel	49
Abbildung 25	ATD PA Formular 6 – Vergleich der Anforderungen und der persönlichen Ressourcen Fallbeispiel	49
Abbildung 26	ATD PA Formular 7 – Einflüsse auf das Zusammenspiel von Person, Hilfsmittel und Hilfsmittelnutzung Fallbeispiel	50
Abbildung 27	ATD PA – Kontaktformular Fallbeispiel	50
Abbildung 28	ATD PA Formular 8 – Allgemeine Empfehlungen Fallbeispiel	51

Tabellenverzeichnis

Tabelle 1	Darstellung der MPT-Assessments (Federici & Scherer, 2012) und Anwendungsbereiche (Scherer, 2003, rev. 2007)	26
Tabelle 2	Vergleich der ATD PA Versionen aus 2007, 2009 und 2010 (adaptiert durch Cordes & Ly Cam, 2013)	32
Tabelle 3	ATD PA deutsche Version (erstellt durch Ly Cam, 2014)	33
Tabelle 4	Förderfaktoren und Barrieren (erstellt durch Cordes & Schlegel, 2014)	42

Abkürzungsverzeichnis

APA	American Psychological Association in Rehabilitation Psychology
ATD PA	Assistive Technology Device Predisposition Assessment
Barmer GEK	Barmer Ersatzkasse & Gmünder Ersatzkasse
BED	Bundesverband für Ergotherapeuten in Deutschland e. V.
BC	Bachelor
CD-ROM	Compact Disk-Read only memory
CMOP-E	Canadian Model of Occupational Performance and Engagement
CPPF	Canadian Practice Process Framework
CRC	Certified Rehabilitation Counselor
CST PA	Cognitive Support Technology Device Predisposition Assessment
DVE	Deutscher Verband der Ergotherapeuten
DVfR	Deutsche Vereinigung für Rehabilitation e.V.
ET	Ergotherapeut
ET PA	Educational Technology Device Predisposition Assessment
FEW	Functioning Everyday with a wheelchair
GBA	Gemeinsamer Bundesausschuss
GKV	Gesetzliche Krankenversicherung
GKVOrgWG	Gesetz zur Weiterentwicklung der Organisationsstrukturen in der GKV
GKV-WSG	GKV-Wettbewerbsstärkungsgesetz
HCT PA	Healthcare Technology Device Predisposition Assessment
ICF	International Classification of Functioning, Disability and Health
Inc.	(engl.) incorporated (Einrichtung, Gesellschaft)
IPPA	Individually Prioritised Problem Assessment
MATCH-SV	Matching Assistive Technology to Child – School Version
MPT	Matching Person and Technology Modell
MS	Multiple Sklerose
NaFAG	Nationale Forschungs-Arbeitsgemeinschaft
n.d.	no date/nicht datiert
OPPM	Occupational Performance Process Model
PQS	Präqualifizierungsstelle
PIADS	Psychosocial Impact of Assistive Devices Scale
QVH	Qualitätsverbund Hilfsmittel e.V.
RehaKIND	Nationale Fördergemeinschaft Kinder- und Jugend-Rehabilitation e. V.
rev.	(engl.) revised (überarbeitet)
SGB	Sozialgesetzbuch
SI	Sensorische Integration
SOTU	Survey of Technology Use
Vdek	Verband der Ersatzkassen e. V.
WSG	Wettbewerbsstärkungsgesetz
WT PA	Workplace Technology Device Predisposition Assessment
QUEST	The Quebec User Evaluation of Satisfaction with Assistive Technology
QVH	Qualitätsverbund Hilfsmittel e.V.

ATD PA Formulare

dargestellt am Fallbeispiel Frau Müller

66

☒ Ersterhebung ☐ Evaluation Nr. _____	**ATD PA – Assessment zur Hilfsmittelauswahl** **Fähigkeitenanalyse**	**Formular 1**

Klient: Frau Müller **Datum:** 07.04.2014

Geburtsdatum: 03.02.1961 **Geplante Evaluation:** 19.05.2014

Diagnose: schubförmig teilremittierende MS **Ausgefüllt von:** Frau Schmitz

A. Wie bewerten Sie Ihre heutigen Fähigkeiten ohne Hilfsmittel (I.), mit Hilfsmittel (III.) in den folgenden 9 Bereichen?
Tragen Sie bei Bezeichnung der Hilfsmittel (II.) das vorhandene Hilfsmittel ein.
Kennzeichnen Sie bei Unterstützung (IV.), wo in Zukunft mehr (+), gleichbleibende (0) oder weniger (-) Unterstützung benötigt wird.

	I. ohne Hilfsmittel (1 für schlecht bis 5 für sehr gut)					II. Bezeichnung der Hilfsmittel	III. mit vorhandenem Hilfsmittel (1 für schlecht bis 5 für sehr gut)					IV. Unter- stützung		
	1	2	3	4	5		1	2	3	4	5	-	0	+
1. Sehen					X									
2. Hören					X									
3. Sprache					X									
4. Kognition				X										
5. Körperliche Kraft/Ausdauer	X					Gehstock			X					+
6. Einsatz untere Extremität	X					Gehstock			X					+
7. Handgebrauch/ Greiffunktion	X					Knöpfhilfe			X					+
8. Einsatz obere Extremität	X					Knöpfhilfe			X					+
9. Mobilität	X					Gehstock			X					+

Kommentare: _____

_____

_____

_____

_____

_____

| ☒ Ersterhebung | ATD PA – Assessment zur Hilfsmittelauswahl | Formular 2 |
| ☐ Evaluation Nr. _____ | Zufriedenheitsanalyse | |

Klient: *Frau Müller* **Datum:** *07.04.2014*

Geburtsdatum: *03.02.1961* **Geplante Evaluation:** *19.05.2014*

Diagnose: *schubförmig teilremittierende MS* **Ausgefüllt von:** *Frau Schmitz*

B. Wie zufrieden sind Sie momentan mit den folgenden Bereichen?

Markieren Sie für die Punkte 10–21 die zutreffende Antwort. Wählen Sie danach die drei Bereiche aus, die Ihnen am wichtigsten sind, und ordnen ihnen die Zahlen 1, 2 oder 3 zu (1 = am wichtigsten). Geben Sie hinter den drei ausgewählten Bereichen die Probleme an.

		1 für nicht zufrieden bis 5 für sehr zufrieden					
		1	2	3	4	5	Die 3 Wichtigsten
10.	**Körperpflege und Haushaltsaktivitäten**						
	a) Baden/duschen/Körper waschen		X				
	b) Benutzung der Toilette		X				
	c) Persönliche Pflege (Gesicht waschen, kämmen, rasieren, Zähne putzen)		X				
	d) An-/Ausziehen (einschl. Schuhe binden, Knöpfe schließen)		X				3
	e) Treppen auf-/absteigen	X					
	f) Essen und trinken			X			
	g) Wäsche waschen		X				
	h) Geschirr abwaschen		X				
	i) Staub wischen		X				
11.	**Körperliches Wohlbefinden**		X				
12.	**Allgemeine Gesundheit**		X				
13.	**Freiheit, hinzugehen, wohin man möchte**	X					2
14.	**Teilhabe (Partizipation) an gewünschten Aktivitäten**	X					
15.	**Bildung/Abschluss**				X		
16.	**Arbeitsverhältnis/-potenzial/-ressourcen**			X			
17.	**Familienbeziehungen**				X		
18.	**Privatsphäre (Partnerschaft)**				X		1
19.	**Selbstständigkeit und Selbstbestimmung**		X				
20.	**Zugehörigkeitsgefühl (soziale Umwelt)**			X			
21.	**Emotionales Wohlbefinden**			X			

Kommentare: _____

_____

_____

68

| ☒ **Ersterhebung** | ATD PA – Assessment zur Hilfsmittelauswahl | **Formular 3** |
| ☐ **Evaluation Nr.** _____ | **Selbsteinschätzung** | |

Klient: *Frau Müller* **Datum:** *07.04.2014*

Geburtsdatum: *03.02.1961* **Geplante Evaluation:** *19.05.2014*

Diagnose: *schubförmig teilremittierende MS* **Ausgefüllt von:** *Frau Schmitz*

☒ 22. Ich habe die gewünschte Unterstützung meiner Familie.

☐ 23. Ich habe die gewünschte Unterstützung von Freunden.

☒ 24. Ich fühle mich von Therapeuten und Betreuern ermutigt.

☒ 25. Ich fühle mich von der Gesellschaft akzeptiert.

☐ 26. Ich möchte zur Schule oder Arbeit gehen.

☐ 27. Ich bin normalerweise mit meinem Leben zufrieden.

☐ 28. Ich tue, was meine Therapeuten sagen, ohne nachzufragen.

☐ 29. Ich sehe meine(n) Therapeuten auch als Freund(e) an.

☐ 30. Ich bin oft frustriert oder überwältigt.

☒ 31. Ich bin Neuem gegenüber neugierig und aufgeschlossen.

☒ 32. Ich bin entschlossen, meine Ziele zu erreichen.

☐ 33. Ich habe oft das Gefühl, wenig Privatsphäre zu haben.

☐ 34. Mein(e) Therapeut(en) weiß/wissen besser als ich, was ich brauche.

☐ 35. Ich bin diszipliniert.

☐ 36. Ich bin oft wütend.

☐ 37. Ich bin oft deprimiert.

☐ 38. Ich bin lieber allein.

☐ 39. Ich bin oft entmutigt.

☐ 40. Ich bin sehr einfallsreich.

☐ 41. Ich mag Herausforderungen.

☐ 42. Ich bin verantwortungsbewusst und verlässlich.

☐ 43. Es gibt vieles, was ich erreichen will.

☒ 44. Ich finde Technologie interessant.

☐ 45. Ich bin kooperativ.

☐ 46. Ich ziehe einen ruhigen Lebensstil vor.

☒ 47. Ich fühle mich oft isoliert und allein.

☒ 48. Ich erreiche, was ich mir vorgenommen habe.

☐ 49. Ich bin mir nicht sicher, wer ich jetzt bin.

☒ 50. Ich möchte mehr Unabhängigkeit.

☐ 51. Ich habe ein gutes Selbstwertgefühl.

☐ 52. Ich fühle mich oft unsicher.

☐ 53. Mein Leben hat einen Sinn.

☒ 54. Ich bin meist ruhig und geduldig.

Kommentare:

_____

_____

_____

_____

_____

69

☒ Ersterhebung	ATD PA – Assessment zur Hilfsmittelauswahl	
☐ Evaluation Nr. _____	Vergleich von Hilfsmitteln *und*	Formular 4
☐ *Nichtnutzung*	Ermittlung der Gründe für mögliche Nichtnutzung	

Klient: *Frau Müller* **Datum:** *07.04.2014*

Geburtsdatum: *03.02.1961* **Geplante Evaluation:** *19.05.2014*

Diagnose: *schubförmig teilremittierende MS* **Ausgefüllt von:** *Frau Schmitz*

Zielsetzung: *Frau Müller bewegt sich innerhalb von drei Wochen selbstständig mit dem geeigneten Hilfsmittel vom Schlafzimmer zum Badezimmer fort, ohne hinterher eine Pause zu benötigen*

Tragen Sie in die Spalten unter **Hilfsmittel 1, 2, 3** die zu vergleichenden Hilfsmittel ein. Markieren Sie Ihre 3 wichtigsten Fragen (A - L) mit **X**.
Danach bewerten Sie jedes Hilfsmittel mit folgendem Bewertungsschlüssel:
1 = Überhaupt nicht (0 % der Zeit) oder nicht anwendbar / **2** = Manchmal (etwa 25 % der Zeit) /
3 = Die Hälfte der Zeit, neutral (etwa 50 % der Zeit) / **4** = Oft (etwa 75 % der Zeit) / **5** = Immer (100 % der Zeit)

Frage		X	Hilfsmittel 1 *Gehstock*					Hilfsmittel 2 *Rollator*					Hilfsmittel 3 *Rollstuhl*				
	Wie viele Stunden am Tag nutze ich dieses Hilfsmittel?		6 Std.					12 Std.					2 Std.				
			1	2	3	4	5	1	2	3	4	5	1	2	3	4	5
A	Dieses Hilfsmittel hilft mir beim Erreichen meiner Ziele.	X			X						X			X			
B	Dieses Hilfsmittel bringt mir Vorteile und verbessert meine Lebensqualität.			X						X				X			
C	Ich bin sicher, dass ich weiß, wie man das Hilfsmittel und seine Funktionen nutzt.		X								X				X		
D	Ich fühle mich beim Gebrauch dieses Hilfsmittels sicherer.	X		X							X				X		
E	Dieses Hilfsmittel lässt sich gut in meinen gewohnten Tagesablauf integrieren.		X								X		X				
F	Ich habe die Fähigkeiten und Ausdauer, um dieses Hilfsmittel ohne Unbehagen, Stress und Ermüdung zu verwenden.	X		X							X	X	X				
G	Die Unterstützung, Hilfe und Anpassung für den erfolgreichen Gebrauch dieses Hilfsmittels sind vorhanden.		X								X		X				
H	Dieses Hilfsmittel wird in alle gewünschten Umgebungen (Auto, Wohnzimmer, usw.) passen.				X					X				X			
I	Ich fühle mich wohl (und nicht befangen), wenn ich das Hilfsmittel bei meiner Familie benutze.			X							X	X	X				
J	Ich fühle mich wohl (und nicht befangen), wenn ich das Hilfsmittel bei meinen Freunden benutze.			X						X			X				
K	Ich fühle mich wohl (und nicht befangen), wenn ich das Hilfsmittel in der Schule oder bei der Arbeit benutze.			X						X			X				
L	Ich fühle mich wohl (und nicht befangen), wenn ich das Hilfsmittel in der Öffentlichkeit benutze.			X						X			X				
Gesamt (A-L addieren)			34 / 60					55 / 60					21 / 60				
M	Hauptgrund, warum ich das Hilfsmittel nicht mehr nutze		*d*										*i, g*				

Anweisungen Nichtnutzung: Tragen Sie in Zeile M den Buchstaben des Hauptgrunds aus der folgenden Liste (a-l) ein, warum Sie das Hilfsmittel nicht mehr verwenden.

a. Es ist kaputt und ich kann es nicht nutzen.	f. Die Nutzung ist zu teuer.	j. Ich habe es durch ein anderes Hilfsmittel oder Unterstützung ersetzt. Welches? _____
b. Es war zu unpraktisch im Gebrauch.	g. Ich fühle mich befangen bei der Nutzung.	k. Ich brauche es nicht mehr, weil _____
c. Es hat nicht die richtige Größe für mich.	h. Ich bekam nicht das nötige Training, um es gut einzusetzen.	l. Sonstiges: _____
d. Es half nicht so, wie ich gehofft habe.	i. Es passte nicht zu meinen Bedürfnissen/ Vorlieben/ Lebensstil.	
e. Die Nutzung war zu kompliziert.		

Kommentare:

_____

_____

70

☒ Ersterhebung ☐ Evaluation Nr. _____	**ATD PA – Assessment zur Hilfsmittelauswahl** **Hilfsmittelnutzung: Förderfaktoren und Barrieren**	**Formular 5**

Klient: Frau Müller

Datum: 07.04.2014

Geburtsdatum: 03.02.1961

Geplante Evaluation: 19.05.2014

Diagnose: schubförmig teilremittierende MS

Ausgefüllt von: Frau Schmitz

Hilfsmittel: Rollator

Zielsetzung: Frau Müller bewegt sich innerhalb von drei Wochen selbstständig mit dem geeigneten Hilfsmittel vom Schlafzimmer zum Badezimmer fort, ohne hinterher eine Pause zu benötigen

A. Individuelle und psychosoziale Förderfaktoren und Barrieren beim Hilfsmittelgebrauch

Kreuzen Sie bei allen folgenden Punkten an, welche Förderfaktoren oder Barrieren beim Gebrauch dieses Hilfsmittels durch die Person vorhanden sind.

	Barrieren	Neutral/ nicht zutreffend		Förderfaktoren	
	1	**2**	**3**	**4**	**5**
1. Die Aufnahme des Behinderungsgrades in das Selbstbild	☐	☐	☒	☐	☐
2. Ansicht zu Barrieren/Einschränkungen	☐	☐	☐	☒	☐
3. Generelle Lebenserfahrungen	☐	☐	☐	☒	☐
4. Empfundene Kontrolle über Lebensqualität	☐	☐	☒	☐	☐
5. Erwartungen an die eigene Person	☐	☐	☐	☒	☐
6. Ausmaß der sozialen Partizipation	☐	☐	☐	☒	☐
7. Sozialisierung und Sozialkompetenzen	☐	☐	☐	☒	☐
8. Erwartungen der Familie	☐	☐	☐	☐	☒
9. Erwartungen von Freunden	☐	☐	☐	☒	☐
10. Wunsch, zur Arbeit/zur Schule zu gehen	☐	☐	☒	☐	☐
11. Kooperation mit Therapeut und Rehabilitationsplan	☐	☐	☐	☒	☐
12. Interesse an Neuem	☐	☐	☐	☒	☐
13. Sicht auf weitere Möglichkeiten	☐	☐	☐	☒	☐
14. Einstellung/Lebensauffassung	☐	☐	☐	☒	☐
15. Stimmung und Gemüt	☐	☐	☐	☒	☐
16. Grad der Selbstdisziplin und Geduld	☐	☐	☐	☐	☒
17. Wunsch, technisches Gerät zu verwenden	☐	☐	☒	☐	☐
18. Wunsch nach Unabhängigkeit	☐	☐	☐	☐	☒
19. Selbstwertgefühl	☐	☐	☐	☒	☐
20. Fähigkeiten zur Bewältigung	☐	☐	☐	☒	☐
21. Kontakt mit Technik	☐	☐	☒	☐	☐
22. Grad der Ausdrucksfähigkeit	☐	☐	☐	☐	☐
Jeweilige Gesamtsummen			15	56	15

Kommentare:

71

| ☒ Ersterhebung
☐ Evaluation Nr. _____ | **ATD PA – Assessment zur Hilfsmittelauswahl**
Vergleich der Anforderungen
und der persönlichen Ressourcen | **Formular 6** |

Klient: *Frau Müller*   **Datum:** *07.04.2014*

Geburtsdatum: *03.02.1961*   **Geplante Evaluation:** *19.05.2014*

Diagnose: *schubförmig teilremittierende MS*   **Ausgefüllt von:** *Frau Schmitz*

Hilfsmittel: *Rollator*

Zielsetzung: *Frau Müller bewegt sich innerhalb von drei Wochen selbstständig mit dem geeigneten Hilfsmittel vom Schlafzimmer zum Badezimmer fort, ohne hinterher eine Pause zu benötigen*

B. Anforderungen an das Hilfsmittel im Vergleich zu den Ressourcen der Person

Im Folgenden sind die Punkte „Anforderungen des Hilfsmittels" und „Ressourcen der Person" paarweise und aufeinander bezogen angeordnet. Beide Punkte werden in sechs unterschiedliche Bereiche eingeteilt. Bewerten Sie jedes Paar mit der entsprechenden Zahl, die die Anforderungen des Hilfsmittels und der persönlichen Ressourcen widerspiegelt.

1 = Es liegt keine Übereinstimmung vor
2 = Die Person hat Schwierigkeiten
3 = Neutral/nicht anwendbar oder wurde nicht bewertet
4 = Die Übereinstimmung ist gut, aber nicht optimal
5 = Optimale Übereinstimmung von Person und Hilfsmittel

1	2	3	4	5

Anforderungen des Hilfsmittels		Ressourcen der Person
23. Physische Voraussetzungen Wurden Eigenschaften und Funktionen des Hilfsmittels vollständig dargestellt? Wurden die Wartungsanforderungen deutlich gemacht?	5	Hat der Nutzer realistische Erwartungen an das Hilfsmittel und die Ziele, die er durch den Gebrauch erreichen kann?
24. Körperliche/sensorische Anforderungen Sind für den Gebrauch körperliche Anforderungen nötig (z. B. Fingerfertigkeit, Hörvermögen, Sehvermögen), die angepasst werden können?	4	Verfügt die Person über die notwendigen körperlichen/sensorischen Anforderungen oder können diese trainiert werden?
25. Kosten Liegen die Kosten des Hilfsmittels in einem für die erwartete Funktionszunahme vernünftigen Rahmen?	5	Verfügt die Person über die Ressourcen und/oder hat sie die Unterstützung, um das Hilfsmittel zu kaufen oder zu leihen?
26. Training Sind Unterstützung und Verbesserungen für das Hilfsmittel vorhanden/nötig? Kann die Person es ausprobieren, usw., um sicherzugehen, dass ein gutes Zusammenspiel vorliegt?	4	Hat die Person die Ressourcen und Fähigkeiten, um von dem Training und der Unterstützung/dem Hilfsmittel zu profitieren?
27. Dienstleistungserbringung Kann es rechtzeitig geliefert werden? Muss es aufgebaut oder zusammengesetzt werden?	4	Hat die Person die Geduld, auf das Hilfsmittel zu warten? Kann die Person das Hilfsmittel und seine Funktionen bei der Lieferung verwenden?
28. Kognitive Anforderungen Braucht man für das Hilfsmittel ein(e) spezielle(s) Training/Ausbildung? Kann es an die Fähigkeiten des Nutzers angepasst werden?	5	Hat die Person das notwendige Training und die geistigen Fähigkeiten oder kann sie darin trainiert werden?

Kommentare:

_____

_____

_____

_____

72

☒ Ersterhebung ☐ Evaluation Nr. _____	**ATD PA – Assessment zur Hilfsmittelauswahl** **Einflüsse auf das Zusammenspiel** **von Person, Hilfsmittel und Hilfsmittelnutzung**	**Formular 7**

Klient: Frau Müller   **Datum:** 07.04.2014

Geburtsdatum: 03.02.1961   **Geplante Evaluation:** 19.05.2014

Diagnose: schubförmig teilremittierende MS   **Ausgefüllt von:** Frau Schmitz

Hilfsmittel: Rollator

Zielsetzung: Frau Müller bewegt sich innerhalb von drei Wochen selbstständig mit dem geeigneten Hilfsmittel vom Schlafzimmer zum Badezimmer fort, ohne hinterher eine Pause zu benötigen

C. Einflüsse auf das Zusammenspiel von Person und Hilfsmittel und den erfolgreichen Hilfsmittelgebrauch
Beantworten Sie die unten stehenden Fragen.

	Nein	Möglicherweise			Ja
	1	2	3	4	5
29. Hat der Nutzer Ziele, bei denen er davon ausgeht, sie mit dem Hilfsmittel besser oder leichter zu erreichen als mit anderen Alternativen?					X
30. Glaubt der Nutzer, dass der Hilfsmittelgebrauch zu einer besseren Lebensqualität geführt hat?					X
31. Weiß der Nutzer, wie er das Hilfsmittel und seine Funktionen nutzt?					X
32. Fühlt sich der Nutzer körperlich, emotional und sozial sicher beim Gebrauch des Hilfsmittels?					X
33. Fügt sich der Hilfsmittelgebrauch in die Handlungen und Tagesabläufe des Nutzers ein?					X
34. Kann das Hilfsmittel mit wenig oder ohne Unbehagen, Stress und Ermüdung verwendet werden?					X
35. Sind Unterstützung, Hilfe und Anpassungen für den erfolgreichen Gebrauch vorhanden?					X
36. Passt das Hilfsmittel in alle relevanten Umgebungen (Auto, Wohnzimmer usw.)?					X
37. Fühlt sich der Anwender wohl (nicht befangen), wenn er das Hilfsmittel bei der Familie einsetzt?					X
38. Fühlt sich der Anwender wohl (nicht befangen), wenn er das Hilfsmittel bei Freunden einsetzt?					X
39. Fühlt sich der Anwender wohl (nicht befangen), wenn er das Hilfsmittel in der Schule oder am Arbeitsplatz einsetzt?					X
40. Fühlt sich der Anwender wohl (nicht befangen), wenn er das Hilfsmittel in der Öffentlichkeit einsetzt?					X

Kommentare:

☒ Ersterhebung ☐ Evaluation Nr. _____	ATD PA – Assessment zur Hilfsmittelauswahl Allgemeine Empfehlungen	Formular 8

Klient: Frau Müller

Datum: 07.04.2014

Geburtsdatum: 03.02.1961

Geplante Evaluation: 19.05.2014

Diagnose: schubförmig teilremittierende MS

Ausgefüllt von: Frau Schmitz

Hilfsmittel: Rollator

Nachdem Sie sich die Wertungen und Interpretation der Wertungen angesehen haben, haben Sie nun eine Vorstellung von der Qualität der Übereinstimmung eines bestimmten Hilfsmittels mit der Person. Vielleicht gibt es Unterstützungen, die da sein sollten, aber nicht vorhanden sind. Oder die Person hat Erwartungen, die nicht gut zu den vorhandenen Eigenschaften des Hilfsmittels passen.

1. Notieren Sie unten Ihre Vorstellungen zu den Interventionen anhand der vier Hauptbereiche des ATD PA, und behalten Sie immer im Hinterkopf, was Ihrer Meinung nach für diese Person und diese Art des Hilfsmittels am besten funktioniert. Beispielsweise kann die Persönlichkeit einer Person nicht verändert werden, aber durch Beratung oder Psychotherapie kann vielleicht ein niedriges Selbstwertgefühl verbessert werden.

2. Ordnen Sie die Bereiche des ATD PA von 1 bis 4, beginnen Sie mit dem Bereich, der den wichtigsten Einfluss hat. Das hilft Ihnen, sich auf die Bereiche zu konzentrieren, in denen Interventionen nötig sind.

Ideen für Interventionen	Bereich des ATD PA	Rang
Versorgung und Training mit dem Rollator	Hilfsmittel	1
Keine Intervention notwendig	Person	
Tonusaufbau und Kräftigung der oberen und unteren Extremitäten mit dem langfristigen Ziel der vermehrten Selbstständigkeit im ADL-Bereich	Behinderung	3
Umgestaltung des Eigenheimes zur Begehbarkeit sämtlicher Räume mit dem Rollator	Umgebung/Umwelt	2

3. Wie oben unter Punkt 2 erwähnt, ist der Bereich, dem Sie den Rang 1 zugewiesen haben, der Bereich, auf den Sie Ihre Ideen für Interventionen konzentrieren. Notieren Sie unten Schritt für Schritt Ihren Plan zur Umsetzung der Intervention(en); dies beinhaltet auch Empfehlungen.

Plan	Anfangsdatum	Zieldatum	Evaluationsdatum
1. Versorgung mit dem Rollator	07.04.2014	28.04.2014	05.05.2014
2. Training mit dem Rollator im häuslichen Umfeld	07.04.2014	19.05.2014	19.05.2014
3. Training außerhalb des Eigenheimes	07.04.2014	19.05.2014	19.05.2014

	ATD PA – Assessment zur Hilfsmittelauswahl	Kontaktformular

Klient: Frau Müller **Datum:** 07.04.2014

Geburtsdatum: 03.02.1961 **Geplante Evaluation:** 19.05.2014

Diagnose: schubförmig teilremittierende MS **Ausgefüllt von:** Frau Schmitz

Zielsetzung: Frau Müller bewegt sich innerhalb von drei Wochen selbstständig mit dem geeigneten Hilfsmittel vom Schlafzimmer zum Badezimmer fort, ohne hinterher eine Pause zu benötigen

Für den Gebrauch ausgewähltes Hilfsmittel

Händler/Leistungserbringer	Sanitätshaus Mustermann
Kontaktperson	Frau Muster
Telefon-Nr.	01234 56789
Fax-Nr.	01234 567899
Hersteller	Firma XY
Art und Modell	Standard-Rollator XY
Vom Händler auszufüllen	
Lieferdatum	23.04.2014
Kosten	120,- Euro
übernommen durch	zuständige Krankenversicherung
Notizen Finanzierungsgesuch	Einreichung des Kostenvoranschlages bei der Krankenkasse am 11.04.2014, Genehmigung erfolgt am 16.04.2014

Kommentare:

ATD PA Formulare

76

☐ Ersterhebung ☐ Evaluation Nr. _____	ATD PA – Assessment zur Hilfsmittelauswahl Fähigkeitenanalyse	Formular 1

Klient: _____ **Datum:** _____

Geburtsdatum: _____ **Geplante Evaluation:** _____

Diagnose: _____ **Ausgefüllt von:** _____

A. Wie bewerten Sie Ihre heutigen Fähigkeiten ohne Hilfsmittel (I.), mit Hilfsmittel (III.) in den folgenden 9 Bereichen?

Tragen Sie bei Bezeichnung der Hilfsmittel (II.) das vorhandene Hilfsmittel ein.

Kennzeichnen Sie bei Unterstützung (IV.), wo in Zukunft mehr (+), gleichbleibende (0) oder weniger (-) Unterstützung benötigt wird.

	I. ohne Hilfsmittel (1 für schlecht bis 5 für sehr gut)					II. Bezeichnung der Hilfsmittel	III. mit vorhandenem Hilfsmittel (1 für schlecht bis 5 für sehr gut)					IV. Unter- stützung		
	1	2	3	4	5		1	2	3	4	5	-	0	+
1. Sehen														
2. Hören														
3. Sprache														
4. Kognition														
5. Körperliche Kraft/Ausdauer														
6. Einsatz untere Extremität														
7. Handgebrauch/ Greiffunktion														
8. Einsatz obere Extremität														
9. Mobilität														

Kommentare: _____

_____

_____

_____

_____

© Bruckmann et al.: MPT & ATD PA. Schulz-Kirchner Verlag, Idstein – Kopiervorlage nur zum eigenen Gebrauch

77

☐ Ersterhebung
☐ Evaluation Nr. _____

ATD PA – Assessment zur Hilfsmittelauswahl
Zufriedenheitsanalyse

Formular 2

Klient: _____ Datum: _____

Geburtsdatum: _____ Geplante Evaluation: _____

Diagnose: _____ Ausgefüllt von:_____

B. Wie zufrieden sind Sie momentan mit den folgenden Bereichen?

Markieren Sie für die Punkte 10–21 die zutreffende Antwort. Wählen Sie danach die drei Bereiche aus, die Ihnen am wichtigsten sind, und ordnen ihnen die Zahlen 1, 2 oder 3 zu (1 = am wichtigsten). Geben Sie hinter den drei ausgewählten Bereichen die Probleme an.

	1 für nicht zufrieden bis 5 für sehr zufrieden					
10. Körperpflege und Haushaltsaktivitäten	**1**	**2**	**3**	**4**	**5**	**Die 3 Wichtigsten**
a) Baden/duschen/Körper waschen						
b) Benutzung der Toilette						
c) Persönliche Pflege (Gesicht waschen, kämmen, rasieren, Zähne putzen)						
d) An-/Ausziehen (einschl. Schuhe binden, Knöpfe schließen)						
e) Treppen auf-/absteigen						
f) Essen und trinken						
g) Wäsche waschen						
h) Geschirr abwaschen						
i) Staub wischen						
11. Körperliches Wohlbefinden						
12. Allgemeine Gesundheit						
13. Freiheit, hinzugehen, wohin man möchte						
14. Teilhabe (Partizipation) an gewünschten Aktivitäten						
15. Bildung/Abschluss						
16. Arbeitsverhältnis/-potenzial/-ressourcen						
17. Familienbeziehungen						
18. Privatsphäre (Partnerschaft)						
19. Selbstständigkeit und Selbstbestimmung						
20. Zugehörigkeitsgefühl (soziale Umwelt)						
21. Emotionales Wohlbefinden						

Kommentare: _____

_____

_____

© Bruckmann et al.: MPT & ATD PA. Schulz-Kirchner Verlag, Idstein – Kopiervorlage nur zum eigenen Gebrauch

78

| ☐ Ersterhebung
☐ Evaluation Nr. _____ | **ATD PA – Assessment zur Hilfsmittelauswahl**
Selbsteinschätzung | **Formular 3** |

Klient: _____ **Datum:** _____

Geburtsdatum: _____ **Geplante Evaluation:** _____

Diagnose: _____ **Ausgefüllt von:** _____

C. Markieren Sie die Aussagen, die auf Sie zutreffen.
Markieren Sie nur *regelmäßig* oder *häufig* zutreffende Aussagen und ignorieren Sie *selten* oder *nie* zutreffende.

☐ 22. Ich habe die gewünschte Unterstützung meiner Familie.

☐ 23. Ich habe die gewünschte Unterstützung von Freunden.

☐ 24. Ich fühle mich von Therapeuten und Betreuern ermutigt.

☐ 25. Ich fühle mich von der Gesellschaft akzeptiert.

☐ 26. Ich möchte zur Schule oder Arbeit gehen.

☐ 27. Ich bin normalerweise mit meinem Leben zufrieden.

☐ 28. Ich tue, was meine Therapeuten sagen, ohne nachzufragen.

☐ 29. Ich sehe meine(n) Therapeuten auch als Freund(e) an.

☐ 30. Ich bin oft frustriert oder überwältigt.

☐ 31. Ich bin Neuem gegenüber neugierig und aufgeschlossen.

☐ 32. Ich bin entschlossen, meine Ziele zu erreichen.

☐ 33. Ich habe oft das Gefühl, wenig Privatsphäre zu haben.

☐ 34. Mein(e) Therapeut(en) weiß/wissen besser als ich, was ich brauche.

☐ 35. Ich bin diszipliniert.

☐ 36. Ich bin oft wütend.

☐ 37. Ich bin oft deprimiert.

☐ 38. Ich bin lieber allein.

☐ 39. Ich bin oft entmutigt.

☐ 40. Ich bin sehr einfallsreich.

☐ 41. Ich mag Herausforderungen.

☐ 42. Ich bin verantwortungsbewusst und verlässlich.

☐ 43. Es gibt vieles, was ich erreichen will.

☐ 44. Ich finde Technologie interessant.

☐ 45. Ich bin kooperativ.

☐ 46. Ich ziehe einen ruhigen Lebensstil vor.

☐ 47. Ich fühle mich oft isoliert und allein.

☐ 48. Ich erreiche, was ich mir vorgenommen habe.

☐ 49. Ich bin mir nicht sicher, wer ich jetzt bin.

☐ 50. Ich möchte mehr Unabhängigkeit.

☐ 51. Ich habe ein gutes Selbstwertgefühl.

☐ 52. Ich fühle mich oft unsicher.

☐ 53. Mein Leben hat einen Sinn.

☐ 54. Ich bin meist ruhig und geduldig.

Kommentare: _____

_____

_____

_____

_____

_____

© Bruckmann et al.: MPT & ATD PA. Schulz-Kirchner Verlag, Idstein – Kopiervorlage nur zum eigenen Gebrauch

☐ Ersterhebung
☐ Evaluation Nr. _____
☐ *Nichtnutzung*

ATD PA – Assessment zur Hilfsmittelauswahl
Vergleich von Hilfsmitteln *und*
Ermittlung der Gründe für mögliche Nichtnutzung

Formular 4

Klient: _____ Datum: _____

Geburtsdatum: _____ Geplante Evaluation: _____

Diagnose: _____ Ausgefüllt von:_____

Zielsetzung: _____

Tragen Sie in die Spalten unter **Hilfsmittel 1, 2, 3** die zu vergleichenden Hilfsmittel ein. Markieren Sie Ihre 3 wichtigsten Fragen (A - L) mit **X**.
Danach bewerten Sie jedes Hilfsmittel mit folgendem Bewertungsschlüssel:
1 = Überhaupt nicht (0 % der Zeit) oder nicht anwendbar / **2** = Manchmal (etwa 25 % der Zeit) /
3 = Die Hälfte der Zeit, neutral (etwa 50 % der Zeit) / **4** = Oft (etwa 75 % der Zeit) / **5** = Immer (100 % der Zeit)

Frage		**X**	**Hilfsmittel 1**					**Hilfsmittel 2**					**Hilfsmittel 3**				
	Wie viele Stunden am Tag nutze ich dieses Hilfsmittel?		_____ Std.					_____ Std.					_____ Std.				
			1	2	3	4	5	1	2	3	4	5	1	2	3	4	5
A	Dieses Hilfsmittel hilft mir beim Erreichen meiner Ziele.																
B	Dieses Hilfsmittel bringt mir Vorteile und verbessert meine Lebensqualität.																
C	Ich bin sicher, dass ich weiß, wie man das Hilfsmittel und seine Funktionen nutzt.																
D	Ich fühle mich beim Gebrauch dieses Hilfsmittels sicherer.																
E	Dieses Hilfsmittel lässt sich gut in meinen gewohnten Tagesablauf integrieren.																
F	Ich habe die Fähigkeiten und Ausdauer, um dieses Hilfsmittel ohne Unbehagen, Stress und Ermüdung zu verwenden.																
G	Die Unterstützung, Hilfe und Anpassung für den erfolgreichen Gebrauch dieses Hilfsmittels sind vorhanden.																
H	Dieses Hilfsmittel wird in alle gewünschten Umgebungen (Auto, Wohnzimmer, usw.) passen.																
I	Ich fühle mich wohl (und nicht befangen), wenn ich das Hilfsmittel bei meiner Familie benutze.																
J	Ich fühle mich wohl (und nicht befangen), wenn ich das Hilfsmittel bei meinen Freunden benutze.																
K	Ich fühle mich wohl (und nicht befangen), wenn ich das Hilfsmittel in der Schule oder bei der Arbeit benutze.																
L	Ich fühle mich wohl (und nicht befangen), wenn ich das Hilfsmittel in der Öffentlichkeit benutze.																
Gesamt (A-L addieren)			/ 60					/ 60					/ 60				
M	**Hauptgrund, warum ich das Hilfsmittel nicht mehr nutze**																

Anweisungen Nichtnutzung: Tragen Sie in Zeile M den Buchstaben des Hauptgrunds aus der folgenden Liste (a-l) ein, warum Sie das Hilfsmittel nicht mehr verwenden.

a. Es ist kaputt und ich kann es nicht nutzen.	f. Die Nutzung ist zu teuer.	j. Ich habe es durch ein anderes Hilfsmittel oder Unterstützung ersetzt. Welches? _____
b. Es war zu unpraktisch im Gebrauch.	g. Ich fühle mich befangen bei der Nutzung.	k. Ich brauche es nicht mehr, weil _____
c. Es hat nicht die richtige Größe für mich.	h. Ich bekam nicht das nötige Training, um es gut einzusetzen.	l. Sonstiges: _____
d. Es half nicht so, wie ich gehofft habe.	i. Es passte nicht zu meinen Bedürfnissen/ Vorlieben/ Lebensstil.	
e. Die Nutzung war zu kompliziert.		

Kommentare: _____

_____

_____

© Bruckmann et al.: MPT & ATD PA. Schulz-Kirchner Verlag, Idstein – Kopiervorlage nur zum eigenen Gebrauch

80

| ☐ Ersterhebung
☐ Evaluation Nr. _____ | ATD PA – Assessment zur Hilfsmittelauswahl
Hilfsmittelnutzung: Förderfaktoren und Barrieren | Formular 5 |

Klient: _____ Datum: _____

Geburtsdatum: _____ Geplante Evaluation: _____

Diagnose: _____ Ausgefüllt von: _____

Hilfsmittel: _____

Zielsetzung: _____

_____

A. Individuelle und psychosoziale Förderfaktoren und Barrieren beim Hilfsmittelgebrauch

Kreuzen Sie bei allen folgenden Punkten an, welche Förderfaktoren oder Barrieren beim Gebrauch dieses Hilfsmittels durch die Person vorhanden sind.

	Barrieren	Neutral/ nicht zutreffend		Förderfaktoren	
	1	2	3	4	5
1. Die Aufnahme des Behinderungsgrades in das Selbstbild	☐	☐	☐	☐	☐
2. Ansicht zu Barrieren/Einschränkungen	☐	☐	☐	☐	☐
3. Generelle Lebenserfahrungen	☐	☐	☐	☐	☐
4. Empfundene Kontrolle über Lebensqualität	☐	☐	☐	☐	☐
5. Erwartungen an die eigene Person	☐	☐	☐	☐	☐
6. Ausmaß der sozialen Partizipation	☐	☐	☐	☐	☐
7. Sozialisierung und Sozialkompetenzen	☐	☐	☐	☐	☐
8. Erwartungen der Familie	☐	☐	☐	☐	☐
9. Erwartungen von Freunden	☐	☐	☐	☐	☐
10. Wunsch, zur Arbeit/zur Schule zu gehen	☐	☐	☐	☐	☐
11. Kooperation mit Therapeut und Rehabilitationsplan	☐	☐	☐	☐	☐
12. Interesse an Neuem	☐	☐	☐	☐	☐
13. Sicht auf weitere Möglichkeiten	☐	☐	☐	☐	☐
14. Einstellung/Lebensauffassung	☐	☐	☐	☐	☐
15. Stimmung und Gemüt	☐	☐	☐	☐	☐
16. Grad der Selbstdisziplin und Geduld	☐	☐	☐	☐	☐
17. Wunsch, technisches Gerät zu verwenden	☐	☐	☐	☐	☐
18. Wunsch nach Unabhängigkeit	☐	☐	☐	☐	☐
19. Selbstwertgefühl	☐	☐	☐	☐	☐
20. Fähigkeiten zur Bewältigung	☐	☐	☐	☐	☐
21. Kontakt mit Technik	☐	☐	☐	☐	☐
22. Grad der Ausdrucksfähigkeit	☐	☐	☐	☐	☐
Jeweilige Gesamtsummen					

Kommentare:

_____

_____

© Bruckmann et al.: MPT & ATD PA. Schulz-Kirchner Verlag, Idstein – Kopiervorlage nur zum eigenen Gebrauch

81

☐ Ersterhebung ☐ Evaluation Nr. _____	**ATD PA – Assessment zur Hilfsmittelauswahl** **Vergleich der Anforderungen** **und der persönlichen Ressourcen**	**Formular 6**

Klient: _____   **Datum:** _____

Geburtsdatum: _____   **Geplante Evaluation:** _____

Diagnose: _____   **Ausgefüllt von:** _____

Hilfsmittel: _____

Zielsetzung: _____

B. Anforderungen an das Hilfsmittel im Vergleich zu den Ressourcen der Person

Im Folgenden sind die Punkte „Anforderungen des Hilfsmittels" und „Ressourcen der Person" paarweise und aufeinander bezogen angeordnet. Beide Punkte werden in sechs unterschiedliche Bereiche eingeteilt. Bewerten Sie jedes Paar mit der entsprechenden Zahl, die die Anforderungen des Hilfsmittels und der persönlichen Ressourcen widerspiegelt.

1 = Es liegt keine Übereinstimmung vor
2 = Die Person hat Schwierigkeiten
3 = Neutral/nicht anwendbar oder wurde nicht bewertet
4 = Die Übereinstimmung ist gut, aber nicht optimal
5 = Optimale Übereinstimmung von Person und Hilfsmittel

1	2	3	4	5

Anforderungen des Hilfsmittels		**Ressourcen der Person**
23. Physische Voraussetzungen Wurden Eigenschaften und Funktionen des Hilfsmittels vollständig dargestellt? Wurden die Wartungsanforderungen deutlich gemacht?	☐	Hat der Nutzer realistische Erwartungen an das Hilfsmittel und die Ziele, die er durch den Gebrauch erreichen kann?
24. Körperliche/sensorische Anforderungen Sind für den Gebrauch körperliche Anforderungen nötig (z. B. Fingerfertigkeit, Hörvermögen, Sehvermögen), die angepasst werden können?	☐	Verfügt die Person über die notwendigen körperlichen/sensorischen Anforderungen oder können diese trainiert werden?
25. Kosten Liegen die Kosten des Hilfsmittels in einem für die erwartete Funktionszunahme vernünftigen Rahmen?	☐	Verfügt die Person über die Ressourcen und/oder hat sie die Unterstützung, um das Hilfsmittel zu kaufen oder zu leihen?
26. Training Sind Unterstützung und Verbesserungen für das Hilfsmittel vorhanden/nötig? Kann die Person es ausprobieren, usw., um sicherzugehen, dass ein gutes Zusammenspiel vorliegt?	☐	Hat die Person die Ressourcen und Fähigkeiten, um von dem Training und der Unterstützung/dem Hilfsmittel zu profitieren?
27. Dienstleistungserbringung Kann es rechtzeitig geliefert werden? Muss es aufgebaut oder zusammengesetzt werden?	☐	Hat die Person die Geduld, auf das Hilfsmittel zu warten? Kann die Person das Hilfsmittel und seine Funktionen bei der Lieferung verwenden?
28. Kognitive Anforderungen Braucht man für das Hilfsmittel ein(e) spezielle(s) Training/Ausbildung? Kann es an die Fähigkeiten des Nutzers angepasst werden?	☐	Hat die Person das notwendige Training und die geistigen Fähigkeiten oder kann sie darin trainiert werden?

Kommentare: _____

_____

_____

_____

82

| ☐ Ersterhebung
☐ Evaluation Nr. _____ | **ATD PA – Assessment zur Hilfsmittelauswahl**
Einflüsse auf das Zusammenspiel
von Person, Hilfsmittel und Hilfsmittelnutzung | **Formular 7** |

Klient: _____ **Datum:** _____

Geburtsdatum: _____ **Geplante Evaluation:** _____

Diagnose: _____ **Ausgefüllt von:** _____

Hilfsmittel: _____

Zielsetzung: _____

C. Einflüsse auf das Zusammenspiel von Person und Hilfsmittel und den erfolgreichen Hilfsmittelgebrauch
Beantworten Sie die unten stehenden Fragen.

	Nein	Möglicherweise			Ja
	1	2	3	4	5
29. Hat der Nutzer Ziele, bei denen er davon ausgeht, sie mit dem Hilfsmittel besser oder leichter zu erreichen als mit anderen Alternativen?					
30. Glaubt der Nutzer, dass der Hilfsmittelgebrauch zu einer besseren Lebensqualität geführt hat?					
31. Weiß der Nutzer, wie er das Hilfsmittel und seine Funktionen nutzt?					
32. Fühlt sich der Nutzer körperlich, emotional und sozial sicher beim Gebrauch des Hilfsmittels?					
33. Fügt sich der Hilfsmittelgebrauch in die Handlungen und Tagesabläufe des Nutzers ein?					
34. Kann das Hilfsmittel mit wenig oder ohne Unbehagen, Stress und Ermüdung verwendet werden?					
35. Sind Unterstützung, Hilfe und Anpassungen für den erfolgreichen Gebrauch vorhanden?					
36. Passt das Hilfsmittel in alle relevanten Umgebungen (Auto, Wohnzimmer usw.)?					
37. Fühlt sich der Anwender wohl (nicht befangen), wenn er das Hilfsmittel bei der Familie einsetzt?					
38. Fühlt sich der Anwender wohl (nicht befangen), wenn er das Hilfsmittel bei Freunden einsetzt?					
39. Fühlt sich der Anwender wohl (nicht befangen), wenn er das Hilfsmittel in der Schule oder am Arbeitsplatz einsetzt?					
40. Fühlt sich der Anwender wohl (nicht befangen), wenn er das Hilfsmittel in der Öffentlichkeit einsetzt?					

Kommentare:

_____

_____

_____

_____

_____

© Bruckmann et al.: MPT & ATD PA. Schulz-Kirchner Verlag, Idstein – Kopiervorlage nur zum eigenen Gebrauch

83

☐ Ersterhebung ☐ Evaluation Nr. _____	**ATD PA – Assessment zur Hilfsmittelauswahl** **Allgemeine Empfehlungen**	**Formular 8**

Klient: _____

Geburtsdatum: _____

Diagnose: _____

Hilfsmittel: _____

Datum: _____

Geplante Evaluation: _____

Ausgefüllt von: _____

Nachdem Sie sich die Wertungen und Interpretation der Wertungen angesehen haben, haben Sie nun eine Vorstellung von der Qualität der Übereinstimmung eines bestimmten Hilfsmittels mit der Person. Vielleicht gibt es Unterstützungen, die da sein sollten, aber nicht vorhanden sind. Oder die Person hat Erwartungen, die nicht gut zu den vorhandenen Eigenschaften des Hilfsmittels passen.

1. Notieren Sie unten Ihre Vorstellungen zu den Interventionen anhand der vier Hauptbereiche des ATD PA, und behalten Sie immer im Hinterkopf, was Ihrer Meinung nach für diese Person und diese Art des Hilfsmittels am besten funktioniert. Beispielsweise kann die Persönlichkeit einer Person nicht verändert werden, aber durch Beratung oder Psychotherapie kann vielleicht ein niedriges Selbstwertgefühl verbessert werden.

2. Ordnen Sie die Bereiche des ATD PA von 1 bis 4, beginnen Sie mit dem Bereich, der den wichtigsten Einfluss hat. Das hilft Ihnen, sich auf die Bereiche zu konzentrieren, in denen Interventionen nötig sind.

Ideen für Interventionen	Bereich des ATD PA	Rang
	Hilfsmittel	
	Person	
	Behinderung	
	Umgebung/Umwelt	

3. Wie oben unter Punkt 2 erwähnt, ist der Bereich, dem Sie den Rang 1 zugewiesen haben, der Bereich, auf den Sie Ihre Ideen für Interventionen konzentrieren. Notieren Sie unten Schritt für Schritt Ihren Plan zur Umsetzung der Intervention(en); dies beinhaltet auch Empfehlungen.

Plan	Anfangsdatum	Zieldatum	Evaluationsdatum
1.	_____	_____	_____
2.	_____	_____	_____
3.	_____	_____	_____

© Bruckmann et al.: MPT & ATD PA. Schulz-Kirchner Verlag, Idstein – Kopiervorlage nur zum eigenen Gebrauch

| | ATD PA – Assessment zur Hilfsmittelauswahl | Kontaktformular |

Klient: _____   **Datum:** _____

Geburtsdatum: _____   **Geplante Evaluation:** _____

Diagnose: _____   **Ausgefüllt von:** _____

Zielsetzung: _____

Für den Gebrauch ausgewähltes Hilfsmittel

Händler/Leistungserbringer	
Kontaktperson	
Telefon-Nr.	
Fax-Nr.	
Hersteller	
Art und Modell	
Vom Händler auszufüllen	
Lieferdatum	
Kosten	
übernommen durch	
Notizen Finanzierungsgesuch	

Kommentare: _____

_____

_____

_____

_____

_____

© Bruckmann et al.: MPT & ATD PA. Schulz-Kirchner Verlag, Idstein – Kopiervorlage nur zum eigenen Gebrauch